Kamata Minoru
鎌田實

へこたれない

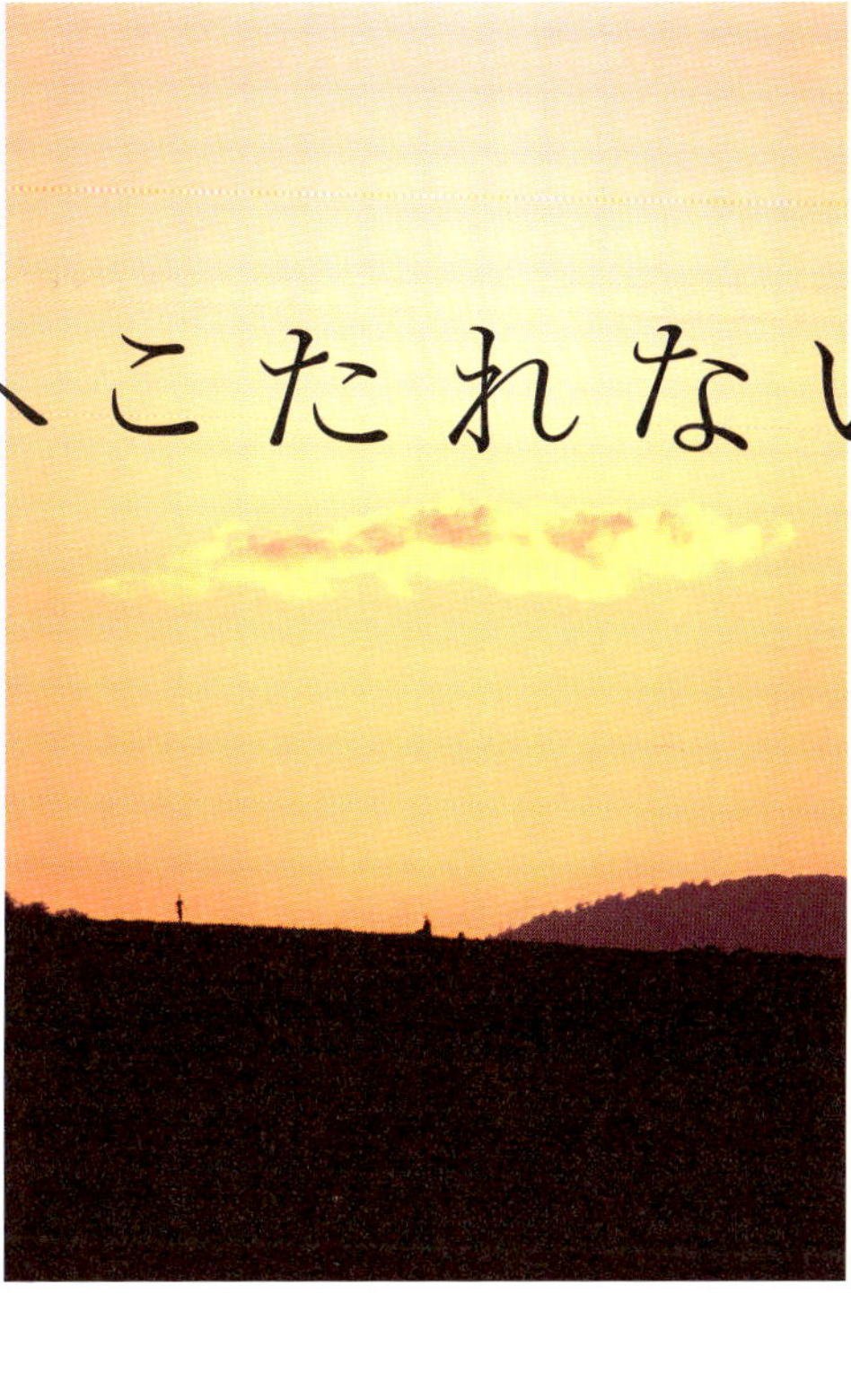

PHP

生きにくい時代を生きる
すべての人へ——

生きにくい時代だ
明るい未来が見えてこない
霧の中に　行く道が隠れてしまっても
道は霧の中にあることは間違いない
道は見えないだけ
オタオタしないで
目をこらしていると
霧の中に行く道が見えてくる
世界の経済が行きづまっても
リーダーが頼りなくても
生きぬく方法はあるはず
おそれなくていい
どんなに厳しい時代が来ようとも
大丈夫

なんとかなる
悩みすぎないで　生きていこう
命までとられるわけじゃあない
へこたれないで
欲ばらないで
とにかく生きてりゃいい

幸せに生きる方法はあるはず
今という困難な時代を生きぬく方法を見つけよう
ピンチはチャンス
考え方をちょっと変えればいいのだ

へこたれない　目次

Ⅰ　オタオタしない

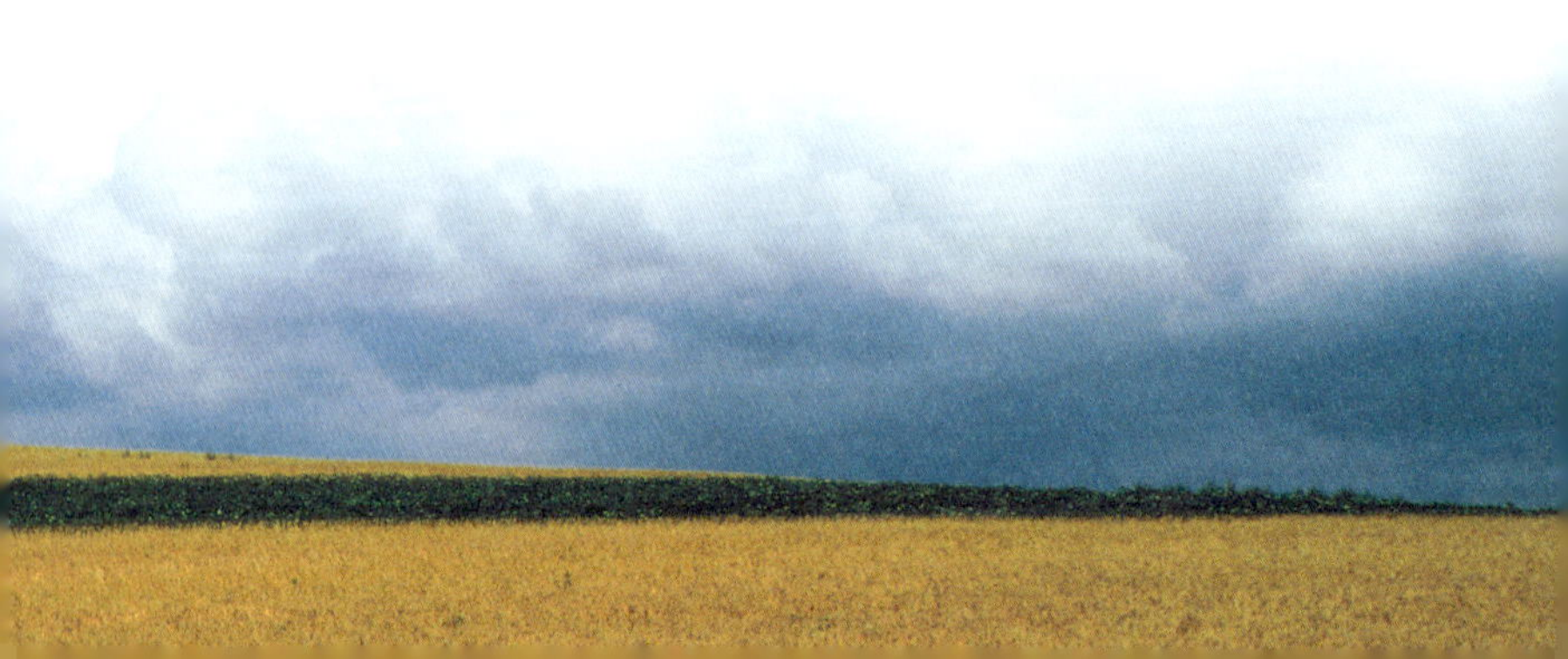

Ⅱ　おそれない

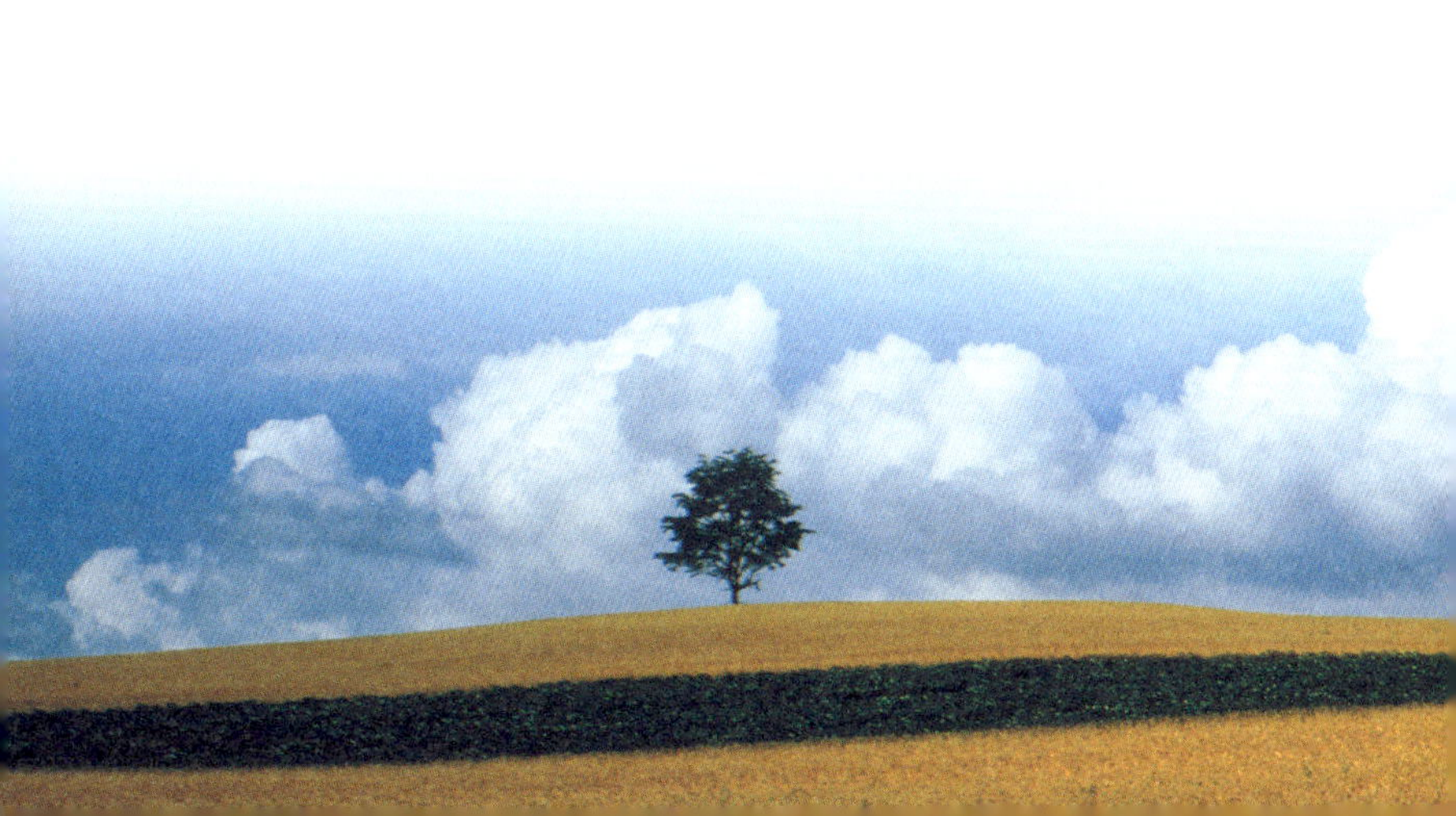

Ⅲ　なやまない

Ⅳ　へこたれない

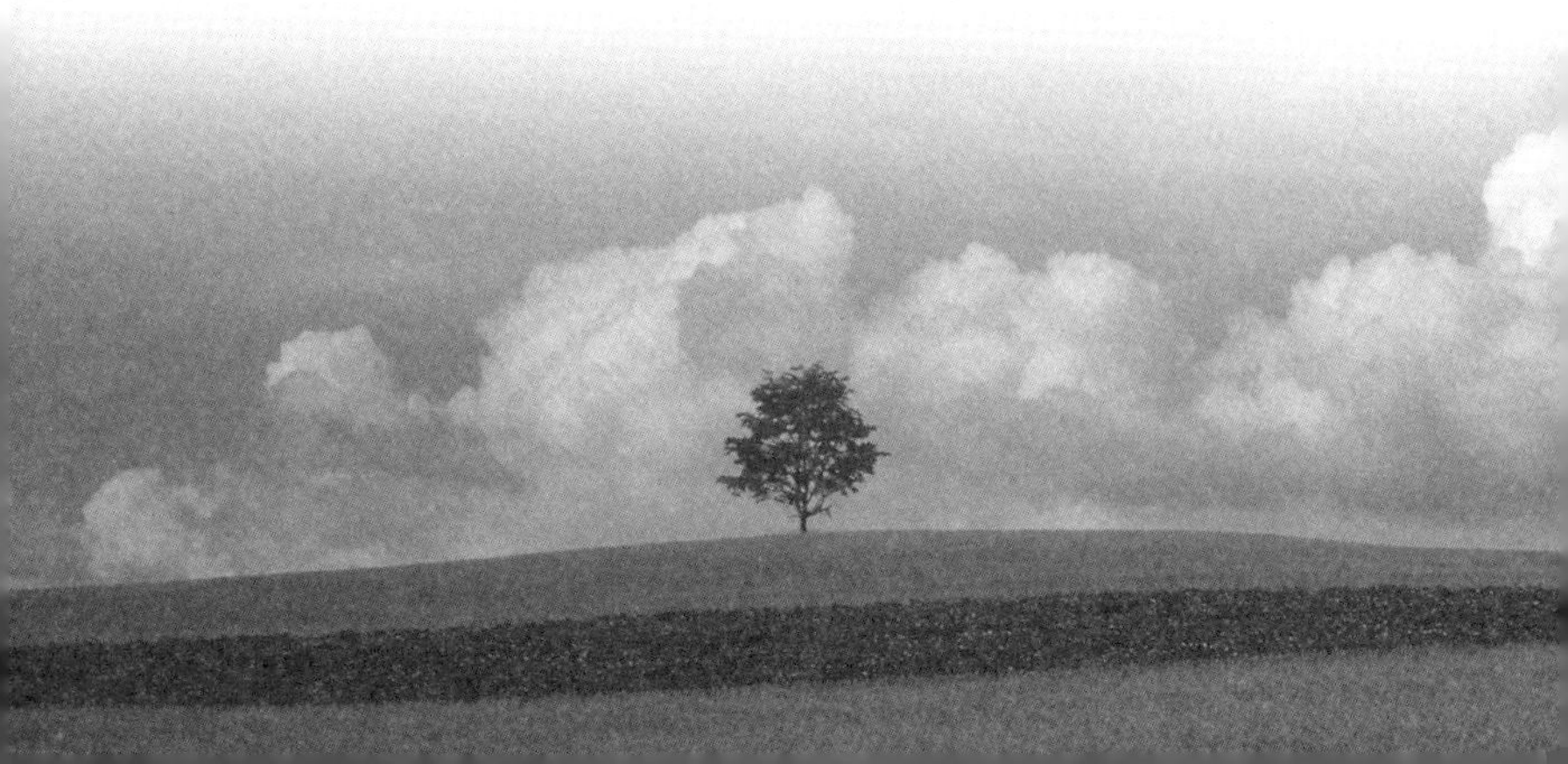

V　よくばらない

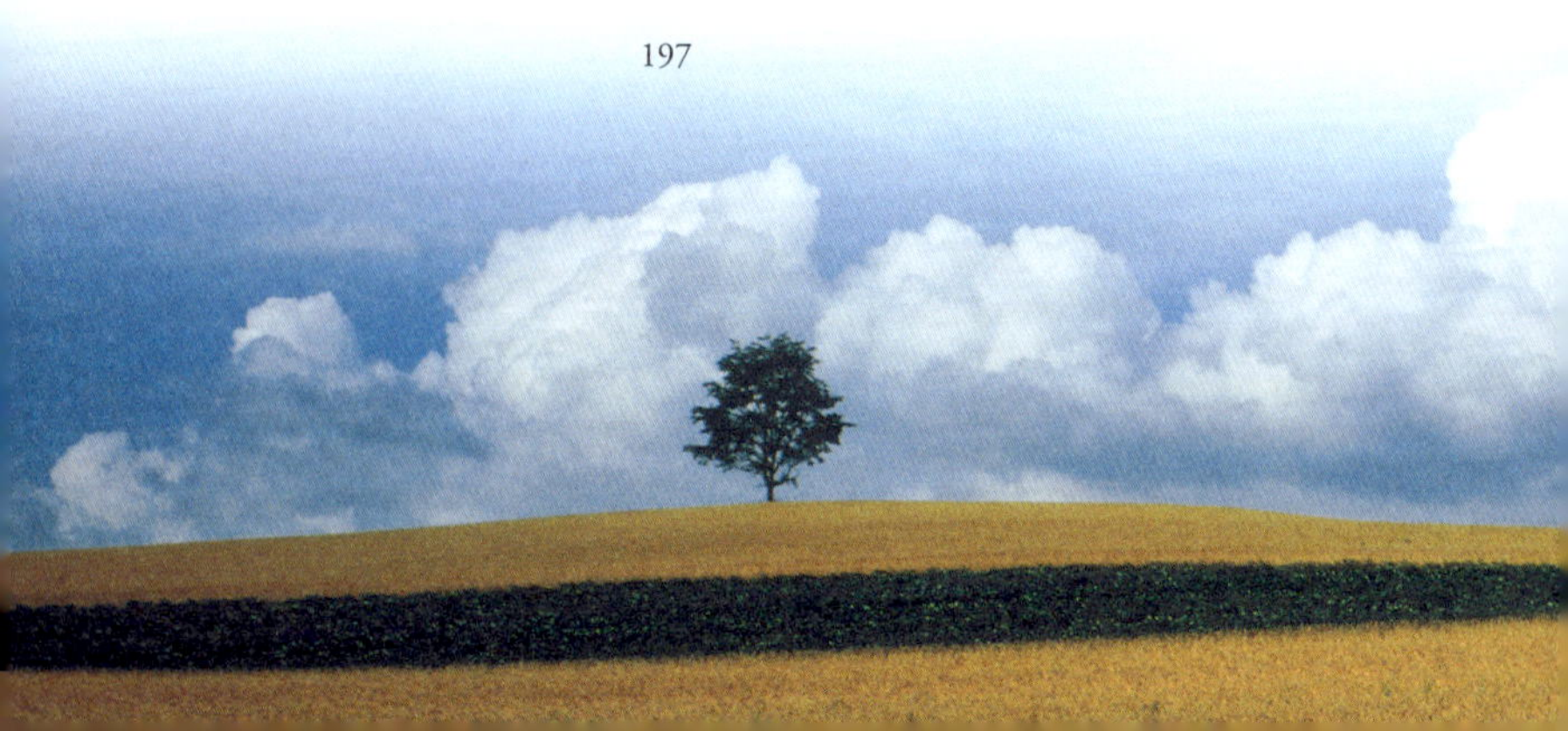

Ⅰ　オタオタしない

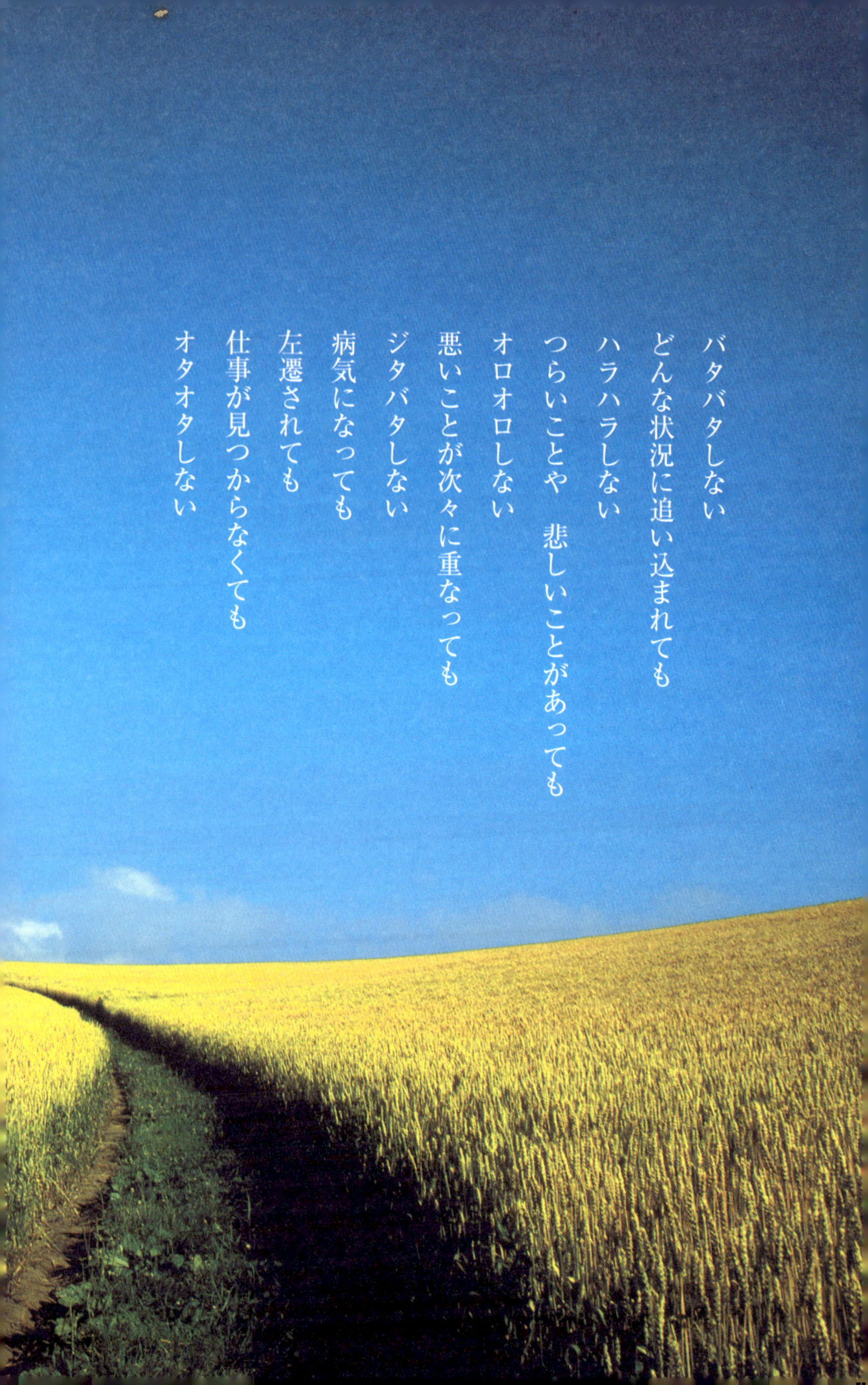

バタバタしない
どんな状況に追い込まれても
ハラハラしない
つらいことや　悲しいことがあっても
オロオロしない
悪いことが次々に重なっても
ジタバタしない
病気になっても
左遷されても
仕事が見つからなくても
オタオタしない

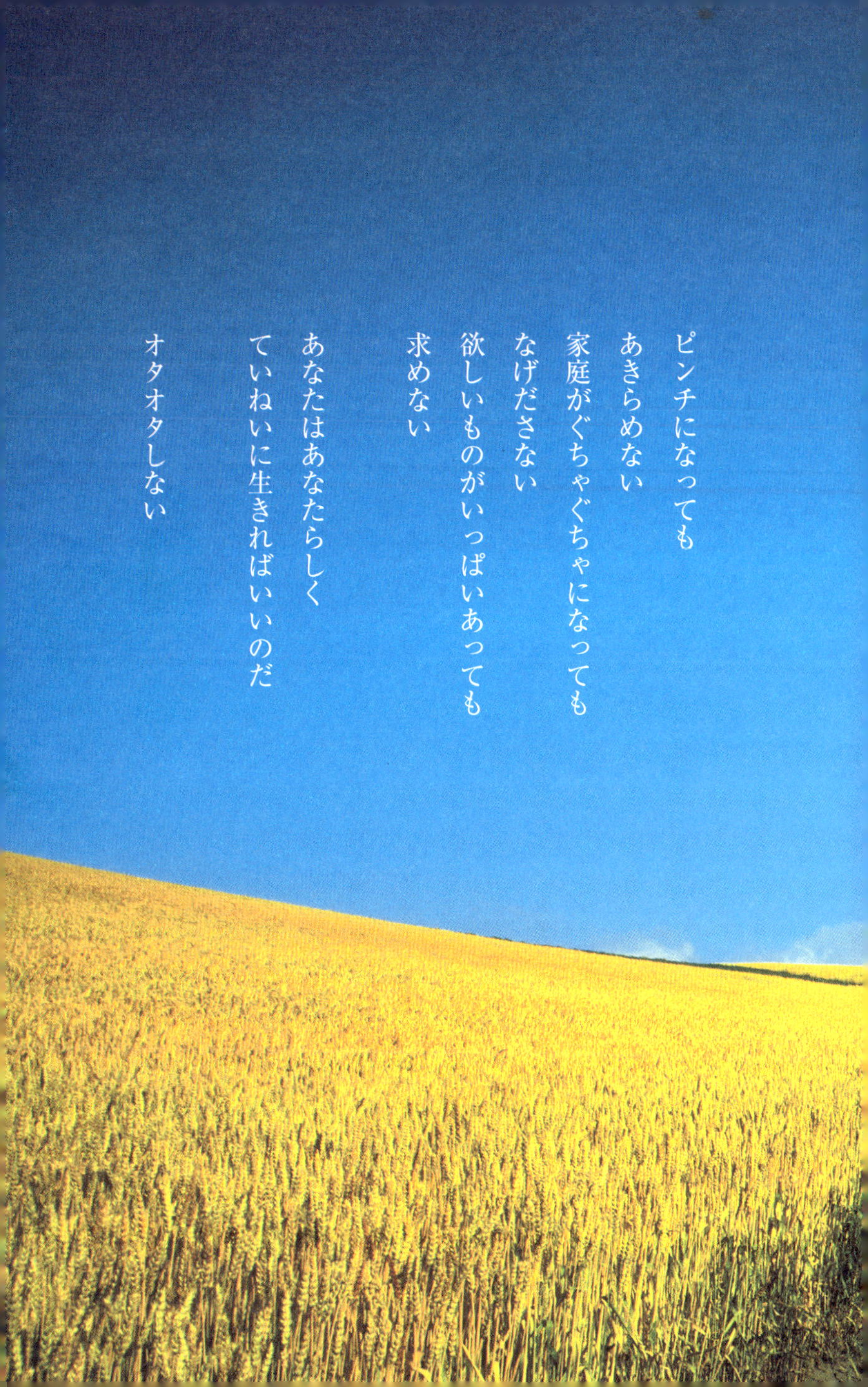

ピンチになっても
あきらめない
家庭がぐちゃぐちゃになっても
なげださない
欲しいものがいっぱいあっても
求めない

あなたはあなたらしく
ていねいに生きればいいのだ

オタオタしない

オロオロしない生き方

「先生、お陰様で肺がんになって、四年を迎えることができました。先生と出会えなかったら……。今日があっただろうかと心から感謝しております。これから五年に向かって一日一日、穏やかに日を重ねたいと思っています。

娘たちと一緒に大阪の家から東京の家に戻ってきました。自分の身辺整理も一日延ばしになっていましたが、やっと自分の手で整理できることを幸せに思っています。ゆっくり身のまわりの整理を楽しんでいます。

先生、本当にありがとうございました」

二〇〇八年四月の手紙だった。五月にはこんな葉書が届いた。

「先生、ハワイからお電話うれしかった。心に掛けていただいていること、ありがたくてうれしくて、ちょっとうるっとしてしまいました。心がちょっと落ち込みそうになったとき、いつでも先生の声を聞くことができる。そう思うと元気づけられます。

今年は友人からシンガポールの旅に誘われて、七月一日から楽しんでこようと思っています。主治医の山下先生に『冥途の土産に行ってきたいのですが』とお聞きしましたら、笑いながら『冥途の土産、何回するの』なんて言われてしまいました」

明るいのである。今から四年と少し前、フミエさんは諏訪中央病院へ飛び込んできた。その時六十三歳だった。肺がんはすでに胸に転移があった。ピンチではあったが、できるだけの治療をしながら、彼女を支えてきた。

二〇〇七年の五月、ハワイに一緒に旅行した。「鎌田實とハワイへ行こう」という障害者の旅に、彼女も参加してくれたのである。

スイミングスクールのインストラクターをしていたフミエさんは、知的障害のあるコウちゃんに、水泳を教えてくれた。筋ジストロフィーの方がイルカと遊びたいと言った時、病気が重いので水泳のプロがつくことと条件を出された。「私、お手伝いする」とフミエさんがプールに飛び込んでくれた。看護師と介護のプロ、水泳の専門家が責任をもってつくという条件で許可が出たのである。がんの末期でありながら、いつも他人に優しい人だった。

二〇〇八年七月、シンガポールから手紙が来た。

「ハードなスケジュールですが、なぜか咳《せき》も痰《たん》も痛みもありません。元気に旅を楽しんでいます。今日は水上マーケットでマンゴスチン、パパイヤを買い込んできました。四年と二カ月、こうして元気でいられることに感謝していきます。ありがとうございました」

肺がんが転移していても、彼女は病気に負けなかった。前向きに生きて、いくつもの旅をした。彼女が旅に出られない時、ぼくは自分の旅先から彼女に電話をした。ハワイやイラクの砂漠の中から電話をした。彼女は喜んでくれた。

八月……。「先生、いっぱい生かしてもらいました。感謝感謝です。もう無理とは思っているのですけど、最後の夢は、アンの島に行きたい」。ぼくが

「モンゴメリの赤毛のアンですか」と聞くと、少女のように、にこっと笑った。プリンスエドワード島に行きたいと言う。「あなたはいつも夢を実現させてきたから、きっと今度の夢も叶うと思いますよ」とぼくは言った。

しかし病気はどんどん進行し始めていた。九月、止まっていた肺がんが勢いを増しだしたのである。骨に転移した部分が強烈に痛み始めた。放射線治療も受けたが、痛みは治まらなかった。諏訪中央病院に来て四年とちょっと。今までにないことだった。そして腫瘍《しゅよう》は急激に増大し、敗血症も加わって血圧が下がった。

家族みんなに最期のお別れをていねいにした。「あとは鎌田先生にお別れをすれば、もう思い残すことはない」と言ったという。

ぼくは旅から戻ってくると、彼女の病室に駆けつけた。すでに意識はなかった。耳元で「フミエさん戻ってきました。遅くなってゴメン」と声をかけた。フミエさんの返事はなかった。最後の旅、プリンスエドワード島に行かせてあげたかったと思う。

娘さんが写真を撮っていいかと聞いた。臨終の場。初めてのことである。脈がふれなくなりかかっている患者さんの前で、複雑な顔の写真を撮ってもらった。笑顔は場違いと思った。イヤイヤ違う。フミエさんは病気に負けず生き切った。笑顔で看送ってあげたいと思った。「よくがんばりましたね……」。涙が落ちそうになるのをこらえながら、ムリヤリ笑顔をつくった。

「写真はお母さんの棺の中に入れてあげたいと思っています」

最後に鎌田先生が来たよ、とお母さんに伝えてあげたかったのかもしれない。

夜、フミエさんのメル友《トモ》にフミエさんが亡くなったことを伝えた。彼女は泣きながら訃報《ふほう》を聞いた。メル友は言った。「恋人じゃないけど、恋人みたいな存在だって言ってたから……。先生、間に合ってよかったわ」。

七歳上のお姉さんである。いいお付き合いをさせてもらったと思っている。病気に負けていなかった。やりたいことを探して、最後の最後までオロオロせずに生き切った。すごい。

ぼくの妻は二重スパイだった

夫婦の間に秘密や隠し事や嘘は、ないほうがいいに決まっている。しかしぼくたち夫婦の間には、嘘や隠し事があった。結婚する前、妻のサトさんは、ぼくの父岩次郎さんに呼ばれた。家族の秘密が明かされた。

ぼくが一歳の時、ぼくを生んでくれた父や母はぼくを育てられず、ぼくを手放した。岩次郎さんは貧乏で妻が重い心臓病を患っており、二重の困難の中にいたが、ぼくを拾ってくれた。

岩次郎さんは、ぼくが本当の息子ではないことを嫁に伝えた。「隠すことに協力してくれ」。父と母と嫁は、新しい仲間となった。

ぼくが三十七歳の時、初めて自分の戸籍を見た。ぼくの家に秘密があることに気がついた。家に帰ってぼくは「何だかおかしいんだ」と言った。サトさんは言った。「見ちゃったの」。サトさんが知っていたことにショックだった。しかし、それは数秒のことだった。すぐに、すごいと思った。ずっと隠していてくれたんだ。悪意でないことはすぐにわかる。ぼくが知らないほうがいいだろうと思っての秘密である。

婚姻手続きを含め、戸籍に関することはすべて岩次郎さんとサトさんの二人で行なわれた。

サトさんは、今度は鎌田實側についた。岩次郎さんに隠し事をする。サトさんは、ぼくが気づいたことを悟られないようにした。岩次郎さんは死ぬまで、ぼくが家族の秘密に気がついていないと、思い込んでいたと思う。サトさんは二重スパイだったのである。あたたかい二重スパイだ。

時には家族の中に秘密はある。夫と妻の間にも秘密はある。あっていいのである。お互いを大切に思うための秘密や嘘は許される。

家族は名前で呼びあうと、少しだけ一人ひとりが自立する

ぼくらの家族はお互いを名前で呼ぶ。家族はぼくのことを「ミノくん」と呼ぶ。もちろんお嫁さんやムコさんもみんな名前で呼びあう。孫はぼくを見つけると「ミーくん遊ぼう」と寄って来る。おじいちゃんなんて一度も言われたことはない。名前で呼ぶことによって、それぞれが別々の人間であることが自覚できる。それぞれがちょっとだけ自由になったような気がする。お父さんやお母さんやお嫁さんのポジションから少しだけ離れられる。これが大事なのだ。家族の中のその他大勢になるのではなく、自分の名前で生きていることが大事だと思っている。ちょっとだけ、それぞれが自立しているといい。

でも、しっかり自立していなくてもいいと思っている。ジリツ、ジリツと言いながら、最近の日本の家族の一人ひとりは孤立しているのではないか。それぞれが自由にバラバラに生きていながら、絆は豊かであればいいのだ。ゆるや

かな絆が好き。

鎌田實は自立していない。永六輔さんがよくラジオで言うように、鎌田實は何もできない。そう、何もできないのだ。「鎌田實はカニがむけない、卵が割れない、みかんもむけない」なんて言うから困ってしまう。カニがむけないのは本当である。卵は割れないわけではないが、生卵を割るとぐちゃぐちゃになってしまう。全部サトさんがやってくれる。

あるとき地方のホテルでビュッフェスタイルの朝食をとっていると、知らないおばさんがぼくに声をかけてきた。手にはゆで卵を持っている。「先生は卵がむけないらしいので、どうぞ」と言われた。ゆで卵ぐらいぼくだってむける。でもぼくはいつものニコニコ顔で「いただきます」とお礼を言った。こうやって物語は勝手につくられていく。いずれ「カマタミノルはゆで卵もむけない」と言われるのだろう。人生なんてそんなものだ。どんなことを言われてもオタオタしないことが大事。期待を裏切らないように、ぼくはゆで卵をむかなくなる。変な性格だ。

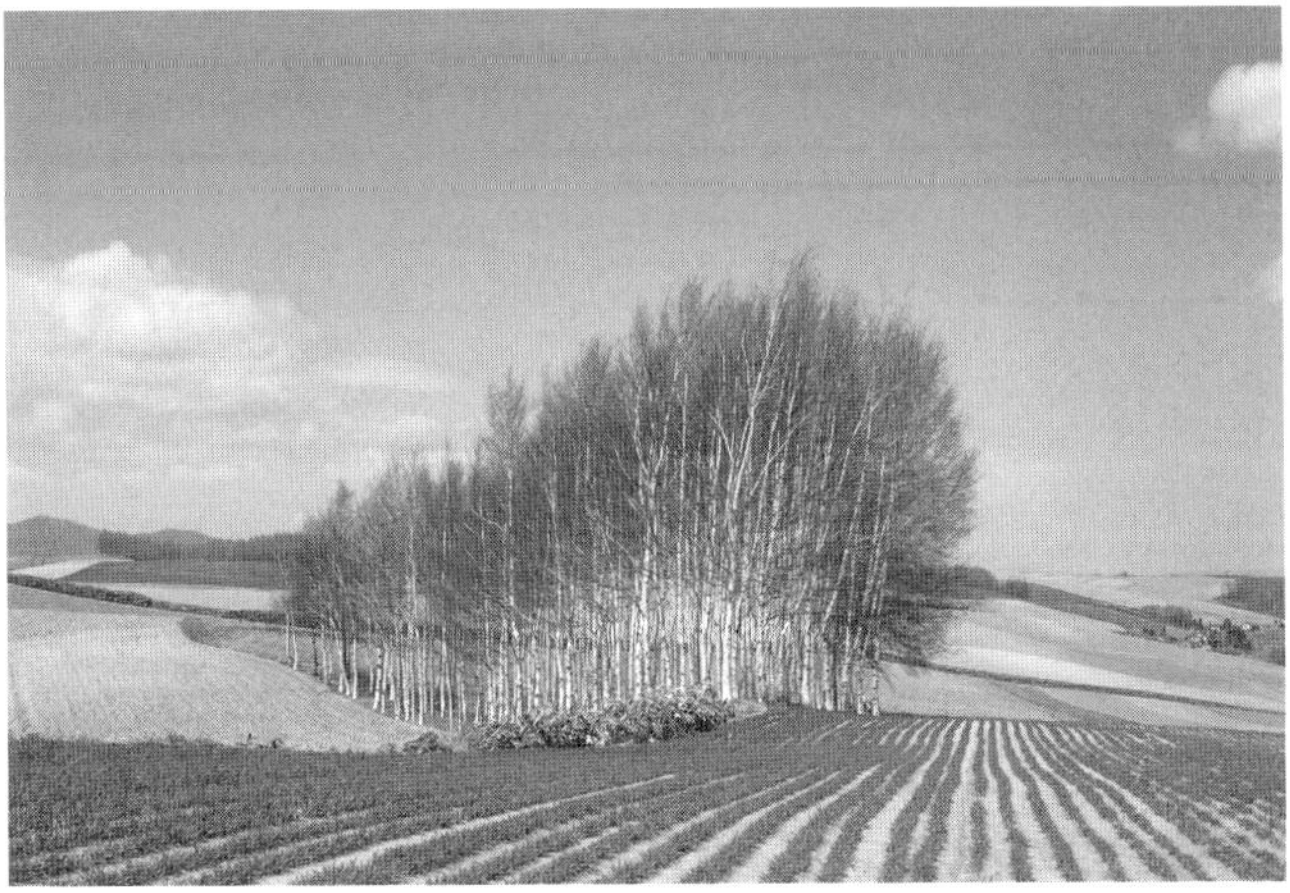

絆とパンツはゆるやかなほうがいい

仕事人間だった。娘が十七歳の時だった。「お父さんのこと嫌い」と言われた。ショックだった。家族は時間をかけることが必要。一緒に時間を過ごすようにした。ちょっとずつ理解しあえるようになった。

ぼくはシャツもスーツも、大きなものが好き。パンツもXLをはいている。ぼくの住んでいる街は田舎で、デパートもない。サトさんはぼくの大きなサイズのパンツを探すのが大変だと娘にこぼした。あるとき大都市に住んでいた娘から手紙と一緒にデカパンツが送られてきた。うれしかった。

娘とは仲のよい友達のようになった。何でも話ができる。二人で映画に行ったり、芝居を見たり、レストランに行ったりできるようになった。ぼくの足の爪は変形がひどい。今ではおかかえのネイル・アーチストになってくれた。娘に足の爪のケアをしてもらっている父親なんていないだろうなって、ちょっと自慢。

嫁に行った娘に何か良いことがあった時には、手紙を添えて絵本を贈るようになった。それから十年、妻はパンツを買わなくなった。娘が買ってくれる。

昨年ぼくは還暦を迎えた。還暦のお祝いに、嫁がプレゼントをくれた。なんとＸＬのピンクのデカパンツであった。ぼくの家はパンツでつながっているのだ。家族の絆がゆっくりと育っていくのがわかる。家族の絆は大事。でも絆はゆるやかなほうがいい。絆にシメツケラレルと息苦しくなる。パンツもシメツケラレルのは嫌い。パンツも絆もゆるやかなのがいい。

でも、パンツはむずかしい。ゆるすぎると落っこちてしまう。ゆるくて、落っこちないパンツって、バツグンの加減を必要としている。家族も同じ。


十八年前、ＪＣＦ（日本チェルノブイリ連帯基金）というＮＰＯをつくり、チェルノブイリの医療支援を始めた。その後九〇回医師団を送り、約一四億円の薬を送った。四年前からはＪＩＭ－ＮＥＴ（日本イラク医療支援ネットワーク）

というNPOグループをつくって、イラクの四つの小児病院へ毎月四〇〇万円分の薬を送っている。時々イフク難民キャンプへ診察に出かける。サトさんはすべて理解してくれている。たぶんヒヤヒヤしながらだと思うが、いつもあたたかく送り出してくれる。

東京生まれ、東京育ちのぼくたち夫婦は、三十五年前、親戚や知人が一人もいない知らない土地にやってきた。田舎医者として生きてこられたのも、サトさんの理解が大きい。自由にさせてもらい、支えてもらってきた。でもぼくは知っている。サトさんの手のひらの上で、世界中を飛びまわっていることを。

ぼくの家には、かつて秘密があった。
時には秘密はあってもいいのだ。
相手を大切に思っての秘密なら。

妻は二重スパイを引退したが、今もみかんをていねいにむいてくれている。

貧乏だったけど、あったかな生活の原点があった

「子どもだって空気を読んでいるのに、なんで空気が読めない大人がいるのだろう」

「KY」って言葉がはやっている。空気が読めないってことらしい。あまり好きな言葉ではない。空気が読めない鈍感な大人と違って、子どもの心って、敏感で、繊細で、多感で、感性豊か。

学校にあがる少し前だった。「耳は何のためにあるの」って、聞かれた。「耳くそを掘るため」。確かにぼくはミミクソと言った。ぼくは全力で答えたのだ。ふざけてなんていない。

ぼくが小一の頃、母さんは心臓が悪くて、いつも入院していた。母さんの病

院のベッドにもぐりこむと、母さんが、ぼくの耳を掃除してくれた。気持ちがよかった。ぼくにとって、耳は聞くことよりも、大切な役があった。母さんとつながる大切な役。母さんは病気の時は、子どものぼくに何もできなくてさびしそうだった。ぼくが母さんを守るんだって思った。ぼくは母さんの膝《ひざ》の上に耳をおいた。

先日、ぼくはオランダで有名な絵を見てきた。絵を描いた人の名はゴッホ。アムステルダムにあるゴッホ美術館。その人は自分で耳を切った。耳は切るものではなく、ミミクソを掘るためにあるんだって、ゴッホさんが生きていたら、教えてあげたいと思った。

父さんはタクシーの運転手をしていた。母さんの入院費をかせぐために夜遅くまで働いていた。ぼくは、いつも一人でさびしかった。

一人ぼっちにならないように、まわりの人にかわいがってもらえるように、ヒヤヒヤしながら生きていた。

まわりの人に助けられて生きているのは、子ども心にもわかった。

いつも一人だけど、一人じゃないって教えられた。小さな人間だって必死に空気を読んでいるんだ。生きぬくために。

父さんは仕事と家事に疲れていて、いつもこわかった。父さんから褒めてもらったことはなかった。父さんのことを好きになれなかった。父さんの名前がすごい。岩次郎。名前のとおりに頑固な人だった。父さんが母さんを背負って、なげださないで生きているのを知っていたから、どんなに怒られても、ぼくは父さんのことをすごいと思っていた。

子どもはちゃんと大事なことを見ているんだ。

一つだけ、いい思い出がある。父さんは夜中、疲れて遅く仕事から帰ってくる。そんな時、東京の環七（環状七号線）に面した定食屋へぼくを連れて行った。

「實、何食べたい」っていつも聞いてくれた。

父のやさしさだってあとから気がついた。

いつも同じ答えだった。モヤシイタメ。

一番安かった。

一皿のモヤシイタメを二人で分けあう。貧しかったけど、豊かだった。

家にはお金がないのは知っている。小一の子どもの心だって、空気を読んでいた。

あれから五十年、亡くなる少し前、岩次郎がしみじみと言った。

「おまえ、モヤシイタメが好きだったなあ」

父さんは覚えていてくれたんだ。うれしかった。

ぼくは苦しまぎれに「うん」と答えた。

本当は卵焼きが食べたかったとは、父さんがあの世にいくまで言えなかった。

もう一つ、もう一つ言えなかったことがあった。

「コワカッタケド、父さん、ありがとう。おかげで空気が読めるようになりました」

必要なことをちゃんとやる

絵本の主人公は生きていた

　感動的な絵本を見つけた。『バスラの図書館員』（ジャネット・ウィンター［絵と文］、長田弘［訳］、晶文社）。イラクで本当にあった話を美しい絵本にした。

二〇〇三年三月二十日、アメリカのイラクへの侵攻が始まった。攻撃がバスラへ達した。イラク南部で一番大きな都市だ。

　バスラの女性図書館員アリア・ムハンマドさんは、本を守りたいと思った。毎晩、図書館から本を運び出した。

本を運び終えた九日後、バスラの図書館は攻撃を受け、図書館に残った本はすべて焼失した。アリアさんは図書館の本の七割近くを守った。その後、アリアさんは心臓病で倒れた。

絵本の最後の文章は美しい。

「アリアさんはのぞみをすてず、平和なときがくると信じています。新しい自由のときがくると信じています。

そのときがくるまで、図書館の本はまもられています。バスラの図書館員の手で」

命がけの仕事

守られていた本はどうなったのか、アリアさんは生きているのか、気になった。

四年前からイラクの四つの小児病院へ、毎月四〇〇万円分の薬を送っている、ぼくたちのNPO、JIM-NETは、バスラの病院の院内学級の先生として、イブラヒムという数学教師を雇っている。彼は愛する妻を白血病で亡くしている。子どもたちに勉強を教えるだけでなく、砲弾の飛び交う中、病院の薬の供給に全力を注いでいる。彼のことは、『なげださない』(集英社)でも詳しく書いた。

バスラは、荒れていた。市民を不安に陥れるために意味もなく拉致《らち》や殺戮《さつりく》を繰り返すテロリストがいる。国内避難民が二二五万人、国外避難民が二〇〇万人、死亡したイラク民間人は一五万人と言われている。危険な街でバスラの図書館員はどうしているのか、イブラヒム先生に探してもらった。

アリアさんは生きていた。生きていたのだ。彼女が働いている姿をビデオに撮ってきた。アリアさんは図書館長になっていた。本を守ったことで、市民から高い評価を得たのだ。イラク難民キャンプの救援のために行っていたヨルダンのアンマンで、ぼくはビデオを見せてもらった。

アリアさんが静かに語る。

「二〇〇三年の四月十八日、図書館のある地域全体が爆撃を受けました。夜八時頃から朝八時頃まで図書館は燃え続けました。

空襲の前から、本が燃えてしまうことを恐れていました。私は、友人のレストランに本を運び、そこに隠したのです。

本が燃えてしまうことは私にとって、とても悲しいことです。本は私にとって子どもみたいなものです。戦争で焼けているのは私の子どもたちです。悲しみや怒りで、疲労のことなど忘れていました。本の救出だけを考えていました。でもすべての本を守ることができませんでした。そのことが残念でなりません」

アリアさんは彼女が守った本を見せてくれた。五百二十年前のイスラム文化の本。なんと、九六〇年に書かれた本もあった。歴史的にも価値の高い本である。彼女は命がけで大切な本を守ったのである。戦争の中でも彼女はオタオタしなかった。正しいことをする時、大切なことをする時、ドーンと構えてオロオロしないことが大事。

自分の苦しみを横において、人のために生きる

彼女は糖尿病のために末梢神経障害が起き、腰痛があり、足が痛く、歩くのがやっと。

重い本を持ちすぎたと彼女は笑った。

もう少し本を守りたい。本当の平和がやってくるまで本を守りたい、とアリアさんは言った。

彼女が本を守れるように、彼女が欲しがっていたメディカル・シューズとコルセットをヨルダンで探した。アリアさんへ手渡してもらうよう、イブラヒム先生に託した。

近々、彼は危険なバスラへ戻る。そしてアリアさんへぼくのメッセージは届くだろう。

「生きぬいてください」

困難の中で、自分の苦しみを横において、人のために生きる人がいる。国が違っても、文化が違っても、宗教が違っても、言葉が違っても、オロオロしないであたたかなことができる人がいることを知った。

イラクに本物の平和がやってきたら、バスラの小児病院とバスラの図書館を、ぼくは訪ねる。必ず。

早く平和が来ることを願っている。

好奇心が人生を変える

手遅れの人生なんてない

二〇〇七年の「鎌田實とハワイへ行こう」の旅行では、こんな素敵な人が来るはずだった。重度心身障害者、六十四歳の女性。美波さん。戦争中に生まれ、学校に行っていなかった。言葉もよくわからない。

しかし彼女は最近、小学校を一カ月、中学校を三年間、ほとんど欠席もなく出席して、義務教育を終えた。すごい。努力家なのだ。

そのあと、なんと高校受験をして合格したのである。六十四歳。へこたれない心がグッとくる。オタオタしていないのがいい。人生はやり直せるのだ。手遅れの人生なんてないのだ。

彼女のお姉さんが、『PHP』の連載を読んだ。病気があっても、障害があっても、旅をあきらめない。そんなエッセイを読んだ。そうなのかと思った。障害者だって旅ができることを知った。

妹にごほうびをあげたいと思った。

やさしい家族なのだ。彼女を連れて、家族みんなで旅行をしようと決めた。母、姉妹三人、妹の夫の五人でハワイツアーに応募した。合格祝いのつもりだったが、美波さんは具合が悪くなり来られなくなった。しかし二人の姉妹はこんなことを言ってくれた。

美波が苦労して学校へ行ってくれて、そのごほうびをあげようと思った。でも実は、美波から私たち家族へのごほうびだということに気がついた。母は来年八十八歳。物忘れがひどくなり、認知症になりかかっている。大きな旅のできる最後のチャンスだった。

一番苦労してきた母。一番美波のことを気にかけてきた母。美波にお母さんと呼んでもらうのが夢だった母。未だに夢は実現していない。その苦労した母と一緒に旅行するなんて、私たちは考えもしなかった。美波は軽い急病で来られなくなったが、母の八十八歳のお祝いをすることができた。良いチャンスをもらった。

旅が人生を変える。旅に出よう

この家族はニコニコと輝いていた。みんなの前で、家族を代表してお姉さんがしてくれたスピーチが素敵だった。

「どんな弱い人も、一人残らずその人がその人らしく生きられる世の中になったらいいと思います。美波が学校へ行って、やっぱり教育は大事だと思いました。勉強することは一つの夢、一つの希望です」

そのとおりだとぼくは思った。教育は新しい未来へつながっている。六十四歳で高校へ通っている美波さんはかっこいい。すべての人に豊かな教育のチャンスが与えられる国になったらいいなとぼくは思った。

日本に帰るとお姉さんから手紙が届いた。

私はたくさんの人の前であいさつをするなんてことは今までありませんでした。素直に思うままに話させてもらっただけ。でも先生に素敵なスピーチだったと褒めてもらえた。うれしかった。旅が私を変えた。

そうなのだ。旅は人を変えるのだ。十一月の上諏訪温泉の「鎌田實と温泉ツアー」には妹の美波さんとお母さんを連れて参加しますと書かれていた。

バリアフリーの旅行なので、日程はゆっくりである。車椅子の人たちみんなでフラダンスを教わったり、ウクレレを教わったり、楽しい企画が満載だった。みんながどんどん温かくなっていき、どんどん仲良くなっていく。不思議な旅だった。

七百万年前、アフリカのサバンナに人間が生まれた。それから人類は、食べるために旅を始めた。〝出アフリカ〟である。人々は旅をしながら自分の住処《すみか》をつくり、その住処が故郷となった。故郷ができると、また再び旅をする。好奇心の塊《かたまり》の人がいた。知らない世界を見たいのだ。好奇心いっぱいの人が世界を広げていった。コウキシンが大事なのだ。

旅をしてまた原点へ帰っていくのである。時には故郷を捨て移住する人もいる。人間はそうやって地球上へ広がっていった。

ぼくたちは旅をすることを通して大切なものを学ぶ。

だからどんな人も旅ができるといいなと思う。

旅をすれば元気が出る。仲良くなれる。生きてて良かったと思える。

旅が人生を変える。

大人がジタバタしてちゃいけないのだ

自分を否定してはいけない

親は子どもがかわいい。子どもをなんとか立派に育てたいと思う。自分を犠牲にしてでも、子どもの将来に夢を託す。

「お父さんみたいになっちゃダメよ」とか「お母さんのように手に職を持ってないと、生きていくのが大変よ」とか、夫を否定し、自分を否定する。

子どもに対して要求や指示が多くなり、子どもはへとへとになっていく。一番未来を想像しやすい自分の父や母の存在が否定されている。何を見習ったらよいか見失ってしまっている子どもたち。苦しい状況の中、今を否定して、今を楽しまず、今を大事にせず、未来のためにがむしゃらに勉強させられる。その結果が「なっちゃいけないお父さん」と同じようになってしまうのではないかと不安になる。なんだか地獄めぐりをしているような光景だ。ニーチェの『ツァラトゥストラかく語りき』を思い出した。永劫回帰。人生を出口なしの苦しみの連続にしてはいけない。

二〇〇七年の秋、NHKの「課外授業 ようこそ先輩」の収録のため、久しぶりに母校の杉並区和田小学校を訪れた。ぼくは四十八年前にこの小学校を卒業した。校庭の匂いは当時と変わらないような気がした。

ベビーブームで校舎が足らず、午前午後の二部制なんていうのも短い期間だけど経験した。ひとクラス六〇人近くいた時もあった。教室の後ろまで一杯で、後ろは通れなかった。学校はボロくて手ぜまだった。学校はきたなかったけど、居ごこちがよかった。安全だった。教室の中に獣はいなかった。イキがって不良っぽくしている子もいたが、いじめなんてなかった。学校はおもしろかった。勉強することも、遊ぶことも、本を読むこともこの学校で教えられた。

小六のクラスで、聞くことの大切さを伝えたいと思い、二日間で十時間の授業をした。共感しながら聞くことの大切さを教えた。相手に対する想像力を働かせながら聞く大切さを子どもたちに話した。

地域へ子どもたちを連れ出したいと思い、学校から五分ほどの老人保健施設「グレイス」に子どもたちを連れて行った。

十六年前にアメリカで脳出血に倒れた八十四歳のおばあちゃんが、子どもたちの質問に答えてくれた。

「脳卒中で倒れて三年は、つらくて苦しくて、いつも死にたいと思っていました」

絶望から三年間泣きあかしたと言う。左の手と足はまったく動かない。十六年経った今もリハビリを続けている。

「でも徐々に心が変わりました。私はなんにもできなくなったのに、まわりの人が私のことをいらない人間って思わなかった。うれしかった。懸命に生きないといけないと思いました。

左側の手足が自由になりません。当たり前にしていた歩くことも、食べることも、簡単にできなくなりました。一人では歩けないけど、装具をつけて、人に支えてもらって、少し歩けるようになりました。ほら見て。五メートルぐらいしか歩けないけど歩けるって、とてもステキ。ちょっと歩けるかどうかで、顔を洗う時も、トイレも、着替える時も、うんと便利になりました。

はじめのうちはものが咽《のど》を通らなかったけど、少しずつ食べられるようになりました。うれしかった。幸い右手足が動くことに気がついて、残った機能を上手に使って生きることに決めました。倒れて、十六年も経ったのよ」

人間になりたかった

絶望から立ち上がる時、何が一番力になったかを聞いた。「人間になりたかった」と言う。当たり前のことがしたかった。病気になって初めて、いろいろな人のお陰で生きているのだということがわかった。病気になってからのほうが世界が広がったと、子どもたちに話してくれた。

六年生の男の子が言った。

「歩けるなんて当たり前と思っていたけど、歩けることがすごいことなんだと気がつきました。ぼくは走るのが遅いので、自分の足が嫌いでした。大切なことを教えてくれてありがとうございます」

おばあちゃんがうれしそうな顔をした。

「それは素敵。ワンダフル。いいことに気がついたわね。私は大切なことに気がつくのにとても時間がかかってしまいました。三年間も、なんで私がこんなつらい目にあわなければいけないのって泣いたり、うらんだり。やっと、やっと感謝ができるようになりました」

おばあちゃんは最後にこう締めくくった。

「みんなが来てくれて、うれしかった。私の話を聞いてくれて、ありがとう」

聞く力は生きる力

子どもたちにとって、初めての経験だった。

年をとるとはどういうことなのか。障害を持つことがどんなに大変か。それにも負けず生きていることがどんなに素晴らしいことか。子どもたちは何かを感じたようだった。

それから教室に戻って、聞くことの力を子どもたちとディスカッションした。男の子が手をあげて話してくれた。

「『で?』という言葉を、冷たく言われると、次の言葉が言えなくなってしまう。『それで、どうしたの?』と話に興味を持って聞いてもらえると、次の言葉がとっても話しやすくなる。相手が話しやすいようにしてあげることが大切だと思いました」

女の子が話してくれた。

「脳卒中のおばあちゃんが聞いてくれてありがとうと言ってくれました。聞かせてもらっただけなのに感謝された。聞くことって大切ですね」

聞くことには生きる力があると、子どもたちもわかり始めた。最近、子どもも大人も人の話に耳を傾けなくなった。聞くことをもっと大切にしなくては、と思った。

聞くことを通して、大切なことを学んだ。この八十四歳のおばあちゃんは苦しみの中からジタバタしない生き方を見つけ出した。

「なにもできなくなったのに、私はいらない人間って思われなかった」

存在を肯定されると、人間はオタオタしないで生きていけるようになる。

自由に歩けなくなって初めて、「歩けるって、ステキ」と気がついた。

オタオタしないで生きていると大切なモノが見えてくる。

話を聞きに来てくれた子どもたちに「聞いてくれて、ありがとう」。美しい言葉だと思った。オタオタしないで生きていると感謝ができるのだ。なにがあっても、ジタバタしないで生きていこうと思った。

冷えた心をあっためよう

心のウォーミングアップをしよう

子どもを育てる時に大事なことがある。
あったかな心を持った子どもは、どんな時代にも生きぬく力を持てる。
こんな経済が崩壊して大変な時だからこそ、あったかな心が生きる力になるのだ。
あったかな心を育てるにはウォーミングアップが大事。肩ならしである。
ぼくらは野球のピッチャーではないので、肩はあっためなくてもいい。

心のウォーミングアップ。心もあったためる授業をしようと思った。

「ようこそ先輩」の収録二日目。この日も学校の外へ子どもたちを連れ出した。学校から歩いて数分のところに、ブース記念病院がある。その緩和ケア病棟。

七十二歳のとび職の、肺がんの末期の患者さんがいた。転移が全身に広がっていた。いよいよという時を迎えていた。江戸っ子で粋《いき》な人で、人のためにひと肌脱ぐことをいとわない人だった。

彼は体の中で起きているすべてのことを聞かされていた。自分の命がギリギリであるということを知っていた。にもかかわらず、子どもたちに大切な残された時間を貸してくれると言ってくれた。

死んでいくことがわかっている人が、どんな思いでいるのか、命の切なさや大切さをわかってもらおうと思っていた。

前もって彼の考えや言葉を聞きたくて、一般用のビデオカメラで撮らせてもらった。

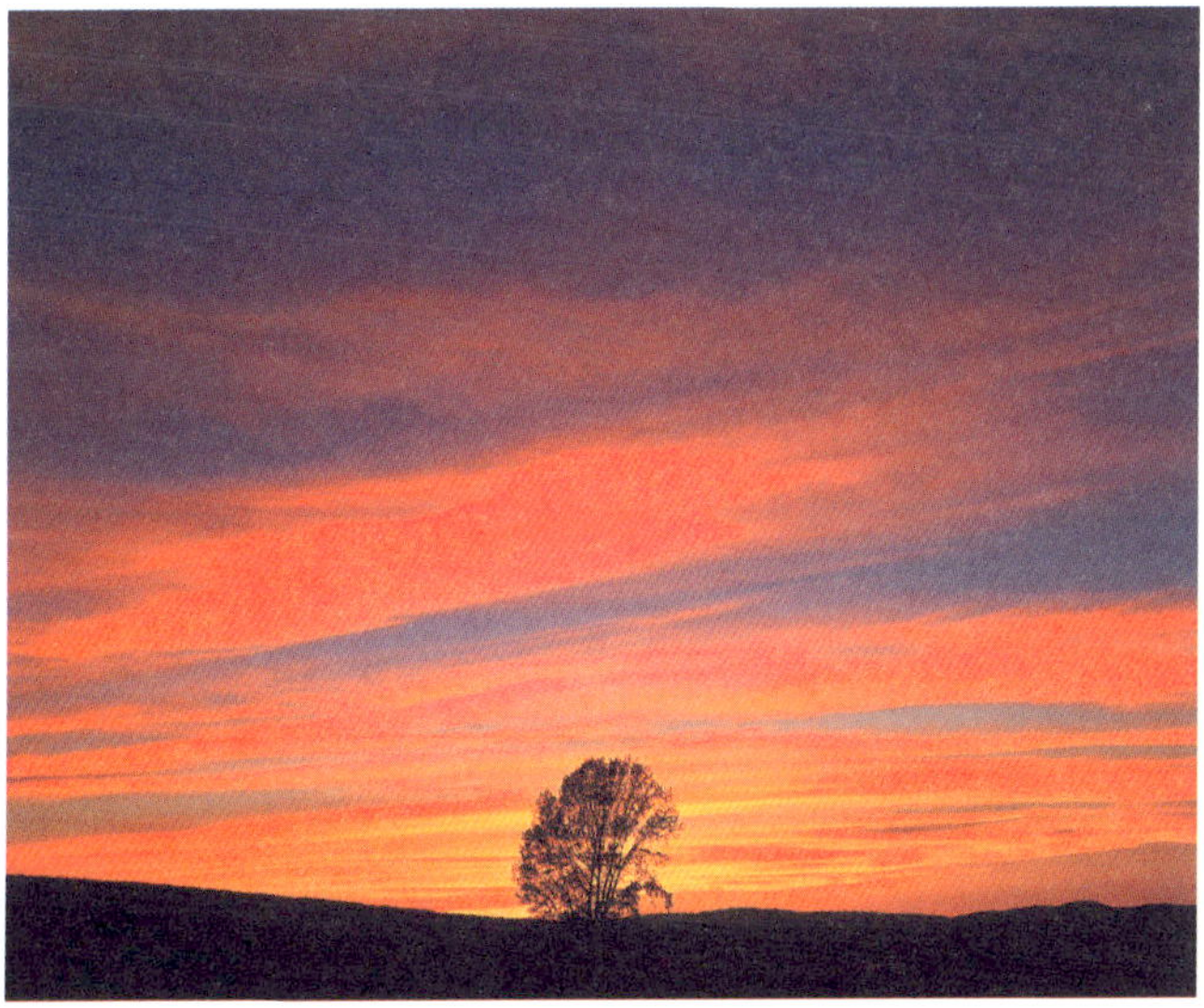

いよいよであるということをよく知っている。死は覚悟している。恐くはない。まわりはあまり死のことに触れようとしないが、自分には聞いてほしいことがある。

そう彼は何度も述べた。やっぱり人間は、聞いてもらいたいんだ。まわりの人に負担をかけてはいけないと、できるだけ明るくふるまってきた。でも亡くなる二〜三日前には、どうしても家族に話しておきたいと思っている。

「死が来ても驚かない」

彼は淡々と述べる。

「家内に感謝している。自分の子どもたちにもありがとうと伝えたいと思っている。でも、今のうちから言うのはちょっと……」

照れくさそうに笑った。粋な江戸っ子だから、早々にありがとうなんて口がさけても言えないのだろう。

「和田小学校の子どもたちに伝えたいことは、生きることの大切さ。生きることは大事なことです。生きたくても生きられない人がいる。つらいことがあっても、嫌なことがあっても、友達に相談して生き続けてください。相談を受けた人は友達の言葉を受け止めてあげてください」

子どもたちに、命を大切にしてほしいと繰り返した。死んでいくのがわかっている男の、子どもたちへのメッセージ。

自殺しちゃいかん。命は大切なんだよ。

最後の力を振り絞って、彼はメッセージを発してくれた。

どんなことがあっても生きるんだということをしっかりと自分の胸に持って、それをどんどん広げてもらいたい。苦しい時は自分ひとりで我慢するんじゃなくて、まわりの仲間に助けを求めなさい。その中で、新しい友情が育つ。お互いが声をかけあって、心の輪をつくってもらいたい。

心の輪。いい言葉である。心の輪をつくるためには、相手の話を聞くことが大切である。共感しながら聞いてあげるとお互いの信頼感が高まる。

命あるものは必ず死が訪れることを、彼は子どもたちに鮮烈な形で教えてくれた。

この五日後、彼は亡くなった。このビデオが、彼の最期の言葉となった。彼が、生で子どもたちに話してくれるはずだったができなくなった。それでも、ぼくは子どもたちを連れて、予定どおりブース記念病院へ出かけた。

彼はこの世にもういないが、彼の心意気を子どもたちに伝えたかった。残された時間がわずかなのに、君たちのために彼は大切な時間を使ってくれたのだと、子どもたちに伝えたかった。

亡くなる数日前に撮ったビデオを見せた。子どもたちは泣きながら、江戸っ子の言葉を聞いた。

「ありがとう」の言葉が心をあたためてくれる

緩和ケア病棟のカンファレンスルームを使って行なった授業には、ご遺族の方も参加された。容態が急に悪化して、家族にありがとうを言うチャンスはなかった。ビデオに最期のありがとうが残された。

ぼくはご遺族にお礼を言った。「彼の心意気で大切な時間を和田小の子どもたちにくださいました。ありがとうございます」。

奥さんが答えてくれた。

「子どもたちのお陰で、最高のプレゼントをいただきました。夫は子どもが大好きな人でした。夫にとっても良い時間だったと思います。家へ最後の外泊に来ている時に具合が悪くなり、あわてて病院へ戻り、そして亡くなりました。夫は最後の話をしたかったのに、直接私たちに話すことはできませんでした。今日このビデオを見て、夫の気持ちがよくわかってうれしかったです。ずっとやさしい人でした。最後までやさしい人でした。夫が『ありがとう』の言葉を残してくれましたが、私たち家族も夫に『ありがとう』です」

なんとも感動的な授業になった。

たくさんのありがとうが交差している。教室に戻ると、十時間で学んだことを子どもたち全員が振り返り、心に残ったひと言を教壇に立ってメッセージを伝えてくれた。

「自分の命を大切にしようと思います」

「生きます。どんな嫌なことがあっても生きます」

「ありがとうという言葉を大切にします。亡くなった職人の方は、亡くなる直前に家族にありがとうと言い、私たちにまでありがたいと言ってくれました。私たちこそありがとうです」

一人ひとりがすばらしいコメントを残してくれた。

二日間の命の授業は終わった。最後にぼくはこんな言葉で締めくくった。

「楽しかった。また来ます。さようなら」

教室のドアを出る時にもう一つ言葉をつけ加えた。ぼくのラストメッセージ。

「ぼくの言葉を聞いてくれてありがとう」

放映後、福田晴一校長から手紙をもらった。

「たくさんの卒業生から声が届きました。『私自身、時折、寝たきりになるのなら、無理して生きようとは思わないと口にしてきましたが、大変に失礼な話だと思いました』『久しぶりに感動的な番組、ほのぼのとした、うれしい気持ちになりました。生徒さんたちの自立心、自発性に心を打たれました。命の場面はすばらしい輝きがありました。番組をとおして私自身の心の革命ができました。よい番組であったと多くの方から聞きました』……こんな感動の手紙がいっぱいです。

『ようこそ先輩』は教室完結型が多いなかで、今回は地域の病院や老人の施設にまで広げて、子どもたちの心に迫りました。この番組がきっかけで、五年生がブース記念病院に音楽訪問をいたしました。『子どもたちの声や目の輝きが、入院されている方々に大変な力を与えていますよ。表情が全然違いますから……』と感謝されました。鎌田先生の残された言葉『聞くことは生きること』の実践が、教室に広がり、地域に広がっている実感を持ちました」

うれしい手紙だった。

おふざけのテレビが多い。感動的な番組もたまにはあるが、一方通行で終わってしまう。テレビはたれ流しの文化だと思っていた。テレビだって上手に使えば大事なことが伝えられるのだ。「教室は地域へ開かれた――これが鎌田先生が残されたもの」と語ってくれる福田校長へあとはバトンタッチ。教室と「家族」と「地域」が一体となれば鬼に金棒。そういえば、ぼくは三十五年前、信州で「病院は地域へ」を実践したように思う。医療も教育も地域とつながっていることが大事なんだ。

教室の中にも獣がいる。よく知っている。昔のように教室は安全でないことも知っている。インターネットで、子どもたちが自分でない他者を誹謗《ひぼう》しているのを知っている。中傷しているのを知っている。「キモい」「うるさい」「死ね」……獣の言葉が氾濫《はんらん》しているのを知っている。

獣を暴れさせないためには地域とつながっていることが大事。人と人がつながっていることが大事。人と人のつながりを大事にしようとして、がん末期の江戸っ子は遠山の金さんみたいにモロ肌を脱いでくれた。脳卒中のおばあちゃんが十六年間のつらい人生を、楽しくするために生きているのよと語ってくれた。大人たちはもっと人生を語らないといけない。子どもたちに人生を本気で語ることが大事なんだ。しばらくして、江戸っ子の奥さんから手紙をもらった。「ありがとう。ありがとう」が何度も書かれていた。ぼくたちこそ「ありがとう」なのに。

ありがとうがあふれていれば、獣は暴れださない。

そう、ぼくは確信した。悪魔ばらいの魔よけの札を見つけた。

それは「ありがとう」だった。

ありがとうが冷えた心をあたためてくれる。

脳卒中で重い障害があっても、がんで死んで逝く時も、毅然《きぜん》と生きぬく人がいる。金融危機ぐらいでオタオタせず、ていねいに自分の命を生きぬけばいいのだ。

聞くことは人生を豊かにしてくれる。聞くことには力がある。よいカタチで聞いてあげることによって相手に生きる力を与える。聞くことによって自分の生きる力が増える。

Ⅱ　おそれない

おそれすぎないで
あるがままに生きればいい
出世コースからはずれたって
逆転ホームランは可能だ
試験でいい点をとれなくても
おそれない
テスト以外に大事なものはいっぱいある
小さな会社に入っても
中央から離れても　地方に下っても
魅力的な生き方はいくらでもできる
おそれない

人を大事にしていると　人にやさしくしていると
いつか
ブーメランのように　自分のところに
あたたかさがもどってくる
自分がつらくても
自分のつらさを　ちょっと横において
もっとつらい人生を生きている人に
手をかしてあげる
不思議なんだ
人のつらさを軽くしてあげようと応援してあげているうちに
自分のつらさが軽くなっているのに気がつく
人生なんて　そんなに　おそれなくていい

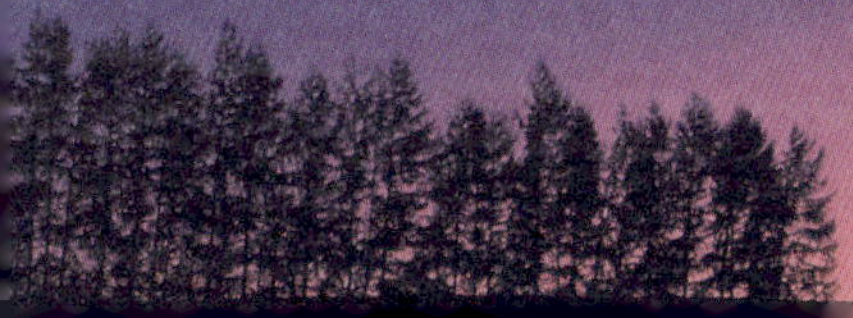

「若々しい」生き方

愛くるしい人だ。実にかわいらしい。瀬戸内寂聴、八十五歳。とてもそんな歳には見えない。目は輝き、肌はぴちぴちしている。二〇〇六年に文化勲章を受章した。

テレビの仕事で京都にお訪ねした。初めてゆっくりとお話をすることができた。二時間半、生と死、愛、子どもに伝えたいことなどを、濃密に語り合った。

愛も性もとても大切

二〇〇八年は『源氏物語』が書かれて千年。寂聴さんの訳した『源氏物語』（全一〇巻・講談社文庫）がブームになった。ぼくも正月休みに読み出して、はまってしまった。

『秘花』（新潮社）もすばらしい作品である。八十五歳のいのちが注ぎ込まれた大作。後半は一気に書き下ろしたと言う。

小説の中で、世阿弥が本を書いている時「鬼が来たなという一瞬がある」と語っているが、実はこの時、瀬戸内寂聴の中に鬼が来ていたのだと思った。八十五歳の作家に鬼が来るんだ。

「長く生きたものには、生きた長さに見合う思い出が頭の中に詰まっている。退屈などする暇はない」。老いをさらっと爽《さわ》やかに受け入れている。

いつお迎えが来てもいい、とも言う。愛《いと》おしい人も、仲の良かった人も、みんなあの世へいった。

「残っているのはクズばかりよ」と笑いながら言う。

小説ではまた、「氷柱が白く見える」と世阿弥に語らせているが、これは自分の老いを見つめているのだ。

実は寂聴さんは白内障を患っていた。コップが汚れていると思い込み、「お酢できれいに磨いて」とスタッフに注意していた。手術をして、自分の目に問題があったのだとわかった。最近、加齢黄斑《おうはん》変性症という病気で、近い時期にもしかしたら目が見えなくなるかもしれないと、主治医から言われている。耳も少し遠くなった。老いが近づいていることを受け入れながら、飄々《ひょうひょう》としているのである。

「不要になった衣類が一枚脱ぎ捨てられたような感じ」と小説の中で表現している。世阿弥を通して、老いとともに色々なことができなくなっていく瀬戸内寂聴の想いを、語っているように思えてならない。

お会いしていて、ホッとさせてくれる。あったかくなった。無為に近い方なのかなあと思った。

出家することを「生きながら死ぬこと」と寂聴さんは言う。

すでに死が隣り合わせにある。

このことに気がつくと、もしかしたら怖いものはないのかもしれない。

「おそれない」って大切なんだ。

ついつい何かを失うのではって、なんとなくおそれながら生きている。

しょせん、生まれた時は裸一貫。何もおそれることはないのだ。

「どんな死に方をお望みですか」とぼくが聞くと、「遊行《ゆぎょう》の途中、すすきが原のようなところでバタッと死んで、すすきに覆われ発見されるまでにしばらく時間がかかる。そんな死もいいかしら」と笑いながら言う。

「小説では、愛と性にこだわっていますね」と聞くと、「別にこだわってはいません。生きることに、愛も性もとても大切なもの。だから私はそのことを書くの」。八十五歳は実に明快であった。

上手な年のとり方

ぼくの『なげださない』というエッセイの一部を読んでくれていた。

「庶民はなげださないのよね。恵まれている人は苦しくなるとすぐなげだして、本当に生活に苦しい人はなげださないのよ」と言ってくれたのがとてもうれしかった。

「久しぶりに泣いたわ。美しい話に涙が出る八十五歳の自分に感動しました。まだいけるなと思いました」。これはぼくの『雪とパイナップル』（集英社）という絵本を読んだ感想である。

寂聴効果が起きた。寂聴さんのひと言で、再びたくさんの人がこの絵本を読んでくれるようになった。なんと、映画化の話まで飛びだしてきた。瀬戸内寂聴オソルベシ。

寂庵の境内の中でしいたけを作っていた。寂聴さんは軽快な足取りでひょいひょいっと林の中へ足を踏み入れ、自らしいたけを採ってくださった。おみやげである。少女のようにかわいらしいのだ。作家である限り、心の中にドロドロしたものをかかえているはずなのに、それをまったく感じさせない。不思議な人だと思った。

対談が終わった後、「最近のできごとの中で一番楽しかった。講演や対談ではいつも差し上げることが多いけれど、今日はたくさん頂いた」と言ってくださった。うれしい言葉である。ぼくにとっても久々に充実した時間だった。ステキな年のとり方の一つのモデルを見せてもらったような気がした。鎌田も、カマタ流の年のとり方ができるといいなあと思った。求めすぎない、悩みすぎない、おそれすぎない、がんばりすぎないで、あるがままに生きるカマタ流が確立できたらいいなあと思った。

最後にひと言。「男は断《た》っています。健康のことは気にしていない。時々、お酒もお肉も頂くわ」。いたずらっ子のように笑った。肌の輝きも目の輝きも、若々しかった。

あたたかな二時間半だった。心をほかほかにして、ぼくは京都駅へ向かった。

人生のソフトランディングを考えてみる

日本海側のある病院で、何人かの患者さんの人工呼吸器が外され、突然の命の終わりがつくられた。

人生の終わりに人工呼吸器につながれた。望んでもいない機器につながれ、さらにひどいことに、唐突にスイッチを切られた。こんなんでいいのかなと思った。

人生は、よく飛行機の離陸から着陸までにたとえられる。母親のお腹から生まれ離陸する。飛んでいた飛行機が着陸するところを「ターミナル」と呼ぶ。人生の場合はここを「ターミナルステージ」、そのケアを「ターミナルケア」と呼ぶ。人生をよりよく生きるために、人生の終点である死についても、よりよくありたいと考えてきた。

「ソフトランディング」という言葉がある。いい言葉だ。人生の終わりは誰にでも必ず来る。短い人もいれば長い人もいるけど、いつか飛行を止め、着陸の時が必ずやってくる。ファーッとショックなく、やわらかな着陸を支えてあげたいと思ってきた。

諏訪中央病院の病室に『チベット死者の書』（チベット仏教の教典）の一節が静かに響いた。

松本の病院で胃がんの手術をした。五十九歳の胃がん末期の女性患者さんの病室だった。これはもうだめだ」という言葉を聞いたという。全身麻酔の手術の最中、医師の「ああ、これはもうだめだ」という言葉を聞いたという。不思議だけど、まれにこういうことってあるんだ。手術前の説明も十分でなかったことや、手術後のケアも納得できず、手術中の医師の乱暴な言葉が頭に残り、その病院を離れて諏訪中央病院へ来た。

恨みはなかった。胃がんになったのは病院の責任ではないのはわかっていた。もう少しやさしくケアしてほしかっただけ。

松本の神宮寺で住職をしている、友人の高橋卓志さんの紹介で転院してきた。総合病院を退院して二週間、彼女は身のまわりの整理をすべてし終えた。自分自身で選んだ終焉の地は、彼女にとって居心地のよいものだったみたいだ。ぼくが病室を訪ねると、いつも「もう最高」と明るく答えてくれた。

しかし進行性の胃がんはさらに病状を強めていった。お母さんや兄弟たちが、交替でよく看病してくれた。患者さん本人から、二つの希望が出された。

「先生、わたしは五十九年間ずっと一人で生きてきました。だからすべてのことを自分で決め、実行してきました。入院前に死を覚悟し、身のまわりの整理もしてここへ来ました。ですからもう思い残すことは何もありません。できたら静かに逝かせてほしいのです」

もう一つは、なにくれと相談にのっている、住職の高橋さんへの希望だった。

「わたしの最期のときは、枕経《まくらぎょう》を読んでほしい」

人間の痛みには四つの痛みがあるという。体の痛み、心の痛み、社会的な痛み、そしてスピリチュアルな痛み。この世からいなくなる不安。枕経はこの痛みを少し緩和してくれた。

枕経の本当の意味なんて、ぼくは知らなかった。高橋住職に、枕経の意味を聞いた。死ぬ時、魂が不安定でどこへ向かってよいのかわからない。人間に最後まで残っている聴覚を利用して、魂が迷わずに次の世界へ行くことができるように枕経をあげるという。

神宮寺では、観音経を読むことが多い。

病院で読まれた枕経は違っていた。

『チベット死者の書』が選ばれた。

人生のソフトランディングにピッタリだった。

他の患者さんへの配慮があったかもしれない。

読経ではなく、朗読に近いもので病院でも自然な感じがした。

本人への心のケアになっている。

残される人の心に一種の区切りをつけてあげている感じがした。

患者さんが終末期から死へ穏やかに移行する。

みんなが少しずつ納得していく。

患者さんが少し荒い呼吸をしながら、ベッドに横たわっている。お母さんとお兄さん夫婦、彼女を支えてきた友人たち、そして病院のスタッフ。夜九時頃から始まった『死者の書』は、静かに続いていく。数時間におよんだ。彼女の呼吸はしだいにゆったりとなり、それとともに顔には穏やかな空気が漂いだした。

その後昏睡に入り、三日後の早朝、静かに旅立っていった。

はじめに触れた病院の外科部長は、がん患者に人工呼吸器をつないだ。自然に死なせてあげたいという思いからか、あるとき突然スイッチをオフにした。患者さんの意思は不明だった。

がん患者は人工呼吸器につながれたかったのだろうか。ぼくががん患者なら嫌だ。

死に方の作法

『死者の書』が流れた死は、患者さんの希望が明確である。もう無理はしないでほしい。そして、枕経を読んでほしい。患者さんの自己決定が優先されている。ここが大事なんだ。

医療と宗教が協力しあって、患者さんの希望に沿っている。医療側ができるだけの力を注いで、体の痛みをとった。宗教者の高橋さんが、患者さんの死へ向かう心の不安を、『死者の書』を三時間にわたって朗読しながら、心の痛みをとった。しかも夜遅いということもあって他の方々への気くばりまでしている。見事だと思った。日本の仏教は葬式仏教だと割り切っていた。考えを新たにした。高橋住職の声は穏やかであたたかかった。

豊かになり、機械化され、複雑になった生命の臨床現場で、自然な死を迎えさせてあげるということは、とても難しい。一番大切なことは、その人が何を望んでいるか。その人が望む方向へ応援してあげることが、大切かなと思っている。

生き方が多様にあるように死に方も多様にあっていいのだ。

元気な時に人生のソフトランディングについて考えておこう。自己決定の時代だからこそ、自分流のソフトランディングを考えておくとよい。

もちろん、ご希望ならハードランディングでもかまわない。

何かに書き残しておくか、家族に話しておくとよい。

思いは通じる。

死だって、そんなにおそれなくっていいんだ。

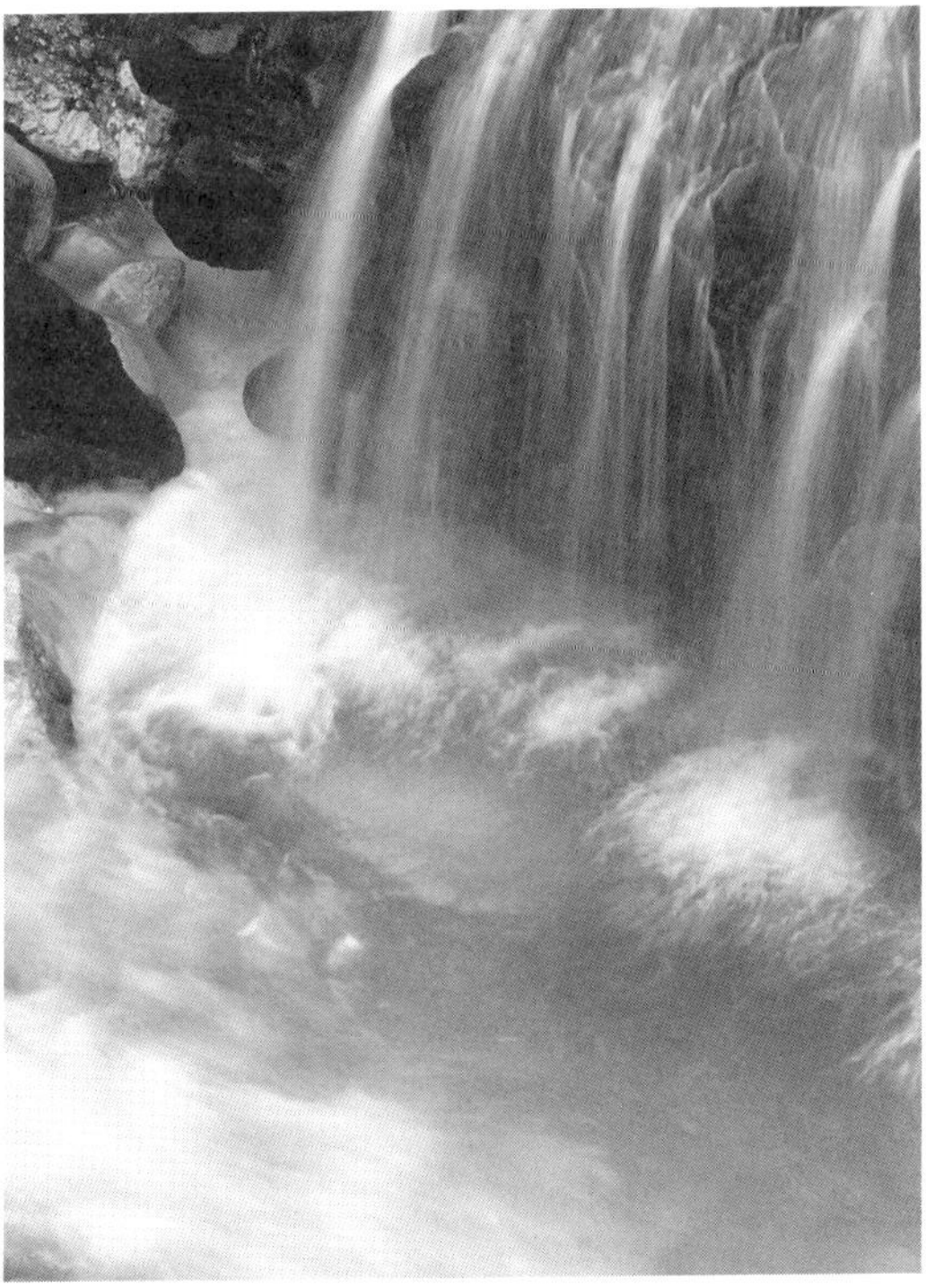

それぞれにある「幸せ弁当」の思い出

久しぶりに本物のすごい男と会った。山田洋次監督の映画『学校』のモデルになった男、松崎運之助《みちのすけ》。

長い間、夜間中学の教師をしてきた。日本が戦争に負けた直後、満州で生まれた。大混乱の中、日本へ引き揚げてきた。両親は離婚、母親に育てられた。中学卒業後、長崎の造船所に就職。働きながら夜間高校へ通った。その後は上京し、東京の町工場で働きながら夜間の大学に通った。

母は苦労の中でよく働き、育ててくれたという。勉強しなさいとも、出世しなさいとも言わなかった。「人それぞれに自分の花を咲かせればよい」というのが母の口癖だった。

松崎はこんなふうに言う。「学校に勤めるようになって、母校という言葉にこだわった。母のまなざしのような学校をつくりたいと思った。安心して間違えたり、失敗したりできるところ」。うーん、そうだったんだ。それが映画『学校』で見た夜間中学の姿だったんだ。

夜間中学には、国籍や年齢を超えて、いろいろな人たちが入ってくる。不登校でパニック障害の女の子が入ってきた時、おせっかいなおばちゃんがストーブのところに招き入れた。すっと輪の中に入ってきた。学校に来ることができなかった子だったのに。おせっかいって紙一重。一歩まちがえるとうっとうしくもなる。人と人をつなげてくれる接着剤にもなってくれる。

松崎がある幼稚園に講演に行ったとき、講演が終わった後、子どもたちが「おじさん、ぼくのお弁当見て」と口々に言った。たくさんのおかずが入ったお弁当を、自慢そうに見せてくれた。ぽつんと静かな、男の子がいた。皆がわいわい手をあげて、松崎にお弁当を見てもらおうとしている横で、その子も仕方なく手をあげてしまった。

松崎が近づくと、お弁当は見せてくれなかった。離婚をして、お父さんが子どものお弁当を作ってくれているらしい。

「おじさん、みかん見て」。よく見るとそのみかんには、マジックでニコニコ顔が描かれていた。松崎はお父さんのこの感性に胸を打たれたという。お父さんは仕事をしながら、あわただしい毎日を送っているのだろう。「すてきなお父さんだね」と松崎は褒めたという。

男の子はうれしかっただろうと思う。

ぼくもお弁当には思い出がある。行事があると持たせてくれる重い心臓病の母のお弁当は、他の子のお弁当と比べるとちょっと力が抜けていた。ごはん全面に海苔が敷いてあって、真ん中に梅干。端っこにたくあん。のり弁である。母が作ってくれたお弁当の中で、一番うれしくて忘れられないお弁当は、前の日に肉屋さんで買ってきたコロッケを煮付け、ごはんの上にドンと載せたもの。おかずはそれだけ。でもごはんに味がしみて、抜群においしかった。

ぼくは母の作ってくれたのり弁もコロッケ弁当も好きだったが、この幼稚園の男の子と一緒で、友達には見られたくないといつも思っていた。

でも自分ではうれしくて、満足した。

男の子の気持ちがよくわかる。

きれいでおいしそうで、愛情いっぱいのお弁当がいいけど、みんなと違っていてもいいのだ。

どうすることもできないことがある。

生きるために仕方のないことがあるのだ。

我慢するしかない時がある。

みんなと違っていても、おそれないことが大事。

松崎はそういうことのわかる先生である。

こんな先生がいたらいいのになと思った。

聞く力があれば怖いものはない

「いい看護師を育てたい」という思いを持ち続け、諏訪中央病院看護専門学校の校長として、十数年努力してきた。二〇〇九年春、引退をした。引退後も名誉学校長という変てこな名前で、保健医療論や看護哲学の授業を六十時間、ボランティアで毎年つづける予定だ。

毎年三月になると、看護師の卵たちが巣立っていく。その中に、忘れられない看護学生がいた。

人生にとり返しのつかないことはない

人間とは何か、生きるとはどういうことか、なぜ人間は死ぬのか、人を支えるって何かと悩んだ。どれもこれも、答えはすぐに見つからなかった。彼女は学校を休みだした。復帰はむずかしいと思った。

ぼくの引退後、学校長をバトンタッチした武井先生。病院の副院長をしている、やさしい小児科のドクターだ。彼がゆっくりと話を聞いてくれた。彼女は自分の疑問をぶつけながら、自分の中に答えを見つけ始めた。聞いてもらっただけなのに楽になった。聞いてもらうことがとても大切なことに気がついた。

彼女は再び学校に戻ってきた。谷底からはい上がって必死に臨床実習を再開した。国家試験に合格してからも、彼女は卒業式の日まで実習を行なった。

この学生の臨床実習は、重い脳梗塞を患った九十歳の女性患者さんだった。植物状態に近い。リアクションがなくても、話しかけながら全身清拭《せいしき》を行なった。その方から「あー」と声がもれた。生きてはいるが、反応のない患者だと思われていた。発語は単なる偶然と思われた。だが、この学生だけは単なる偶然でないかもしれないと思った。

気持ちよかったのかもしれない。うれしかったのかもしれない。ありがとうと言いたかったのかもしれないと思った。

この出戻り看護学生は、患者さんの表現するものを「わかる」ようになりたい、「わかる」ことを援助につなげたいと思った。

朝「おはよう」と言うと「あー」と言う。全部「あー」だが、まちがいなくわかっている。おはようと返事をしてくれているように思えた。口腔ケアをした後「気持ちよかった?」と聞くと「あー」と反応がある。

同じ「あー」でも、いろいろな意味があることがわかる。たったひと言の「あー」の中にいくつもの意味を聞き分けられるってすごいこと。もう、植物状態でないことがはっきりした。

言葉を受け止めたことで心と心がつながったのだ。

「植物状態の患者」という思い込みがなかったのがいい。

その週の実習を終えて「また、月曜日に来ますね」と声をかけると、今度は自分の手で頭をかく。

「髪をとかすってことですか」と聞くと、どうもそうらしい。髪をとかしてあげた。うれしそうだ。もともと、きれい好きの方なので、うれしかったのかもしれない。

この看護学生のケアの根底には、感性のよい「気づき」があり、彼女は患者さんの「思い」がわかると労をおしまない実践力を持っていた。

苦しみが感性を磨く

すべての患者さんは、体や心を通じて何かを表現している。たとえ目を開けなくても、体に感じているものがあるはず。話せなくても、意思は表現されている。

そしてぼくたちが患者さんたちの思いに気づこうとするならば、なんとなくわかることがある。ぼくたちが聞く耳を持っているかどうかが大切。相手に対する想像力を豊かに持っているかが重要なのだ。

この看護学生は壁にぶつかって、そこからはい上がってきた。だからこそ、患者さんの苦しみや思いを理解できるようになったのだと思う。

命を支えるために聞くことの力が大切なのだ。

会社の中でも、学校の中でも、家庭の中でも、自分の思いを聞いてくれる人が、一人でもいてくれたらどんなに生きやすいことか。

とにかくまず家の中で、家族の言葉を受け止めてみよう。

職場や地域でも言葉を受け止めてみませんか。

きっと、何かが変わる。きっと生きやすくなるはず。

よい聞き手へ、人は集まる。

話し上手よりも、聞き上手の人に信頼が集まる。

耳を傾けることのチカラを信じてみよう。

聞く力が備わったら、生きていくのに怖いものはなくなる。

おそれなくていい。

生きることはそんなにむずかしいことではないと気がつく時が来る。

おそれなければ、奇跡は起きる

床にみんなが座る。新聞紙の上に手作りのイラク料理が置かれている。ヨルダンに脱出したイラクの病気の子どもたちが生活する都市難民の安アパート。ぼくが代表をしているJIM－NETが生活支援をしている。

昼食に呼ばれた。ぼくの隣には白血病の女の子。その隣に、血液の病気サラセミアの弟に骨髄を提供したお姉ちゃん。そしてサラセミアの男の子。何かまるで悲しみが連鎖しているようである。なんでこんなに病気が多いんだろう。

日本の医療支援チームを歓迎する、おもてなしの昼食会に、イラフちゃんがやってきた。四歳、脳腫瘍。他国へ出る時間の余裕がなかった。イラクの病院で緊急手術を行なった。脳圧を低下させるために脳室から腹腔内に管を入れたが、髄膜炎を起こしてしまった。医療の質が低下しているのだ。

あきらめないことが大切

イラクを脱出して、ヨルダンのがんセンターにやってきた。お金を借り、売れる物は売り、日本円にして三〇〇万円のお金を持って、お父さんは七カ月前にイラクからやってきた。脳腫瘍の手術をしてもらった。手術は成功した。

イラクに妻と四人の子どもが、ギリギリの中、必死に生きている。おじいちゃんが少し応援をしてくれているが、イラクに残っている妻や四人の子どもが心配だ。

みんなが苦しい。でも、みんなが必死に生きている。お父さんの歯は抜けたまま。靴はぼろぼろ。ベルトも洋服も、もうこれ以上ないほどみすぼらしい。

手術が終わるとお金が尽きた。実は放射線治療が必要だった。お金がない。病院と何度も話し合いをした。治療を拒否された。玄関で男泣きしていると、守衛の人が、王室の人が来る日と時間を教えてくれた。病院の守衛さんが見かねたのである。

その時間にお父さんとイラフは病院の玄関に立っていた。

おそれないと奇跡が起きる。

いいことが起きるのだ。縮こまったり、閉じこもってしまうと奇跡なんて起きようがない。

王室の人は、泣きながら訴えるお父さんの声に耳を傾けてくれた。

放射線治療は無料でしてもらえた。しかし、その後にまだ化学療法が待っていたのを、お父さんは知らなかった。いろいろな人に声をかけ、細々とした応援が集まりだした。

一回目の化学療法を受けることができた。二回目の化学療法の前金の一部を払って、二回目の化学療法が始まった。ここで金策は尽きた。お金のあてがない。

お父さんは、日本人が来ているといううわさを聞いてやってきたのだ。

なんとかあと九回、子どもに化学療法を受けさせたい。

すべての命が大切

イラフはかわいい女の子だ。お絵かきが好き。お絵かきに夢中である。悲しい顔をしたり、天使のような笑顔で歌をうたったり、踊ったり、脳腫瘍の手術でまだ平衡感覚が戻ってなく、よろよろする。時々転びながら、それでも彼女はあふれるような笑顔をぼくたちに見せてくれる。イラフに生きるチャンスをあげたい。

イラクの病気の子どもを助けてあげたいと思って、四年前から毎月四〇〇万円分の薬を四つの小児病院へ送ってきた。お金が欲しい。

バレンタインチョコレートをつくった。北海道の六花亭のチョコレートにイラクの白血病の子が描いた美しい絵がついている。二〇〇八年は三万二〇〇〇個買っていただいた。二〇〇九年は七万個。

「がんばらないレーベル」というＮＰＯのレコード会社のようなものをつくっ

て、CD『ひまわり』『おむすび』を出した。二万八〇〇〇枚が売れた。全部、子どもたちの薬代になる。二〇〇九年三月にはチェコのプラハでレコーディングしてきたチェロのクラシックCD『ふるさと―プラハの春』をプロデュースした。平和を求めて民主化運動をしたため牢獄に入れられたブラダン・コチ。世界を演奏して回るチェリストである。彼がボランティアで協力してくれた。やさしい人のところにやさしい人が集まってくる。世の中、捨てたもんじゃない。まさか医師のぼくが、音楽のプロデュースをするようになるとは思ってもいなかった。おそれないとおもしろいことが次々に起きてくる。

イラフの抗がん剤の治療費は、ぼくたちのJIM-NETが支援した。イラフの治療はすべて完了した。今のところ、再発のサインはない。完治の可能性が高い。この親子がイラクに帰る日がやってきた。お父さんはヒゲヅラの顔でぼくに抱きついてきた。ヒゲとヒゲでほっぺたが痛かった。

父親のうれしい気持ちが痛いほどわかった。

しがらみに負けない生き方

ハワイで二回目のラジオ出演である。「ケイズー」というラジオ局。日本語放送をしている。ハワイの日本人社会の情報があふれている。マキさんという素敵な七十五歳のパーソナリティーが、レイを持ってぼくを迎えてくれた。四年前、ぼくのハワイでの講演をわざわざ聞きに来てくれ、大泣きしてくれた。なんだか気が合うのである。あっという間の三十分の楽しいラジオトークであった。

旅が人生を変える

二〇〇五年からぼくは、「鎌田實とハワイへ行こう」と障害者の人たちへ呼びかけを始めた。

初回は一七〇人の障害者がハワイへ行った。一番の高齢者は九十三歳。要介護Vの寝たきり老人である。彼女は旅の楽しさに目覚め、その後京都や津和野へ遊びに行った。やがて国内旅行では満足できなくなり、再び冒険がしたくなった。そしてなんと、韓国に焼き肉を食べに行ったという。のけぞってしまう。

ボランティアをした甲斐があったと思った。うれしかった。年齢にも負けてない。障害にもへこたれていない。一番重い要介護Vでありながら、俗にいう「寝たきり老人」にはなっていない。人生を十分に楽しんでいる。

二〇〇六年のハワイの旅は約一二〇名が参加した。最高齢は九十二歳。車椅子の人は二一人。結婚四十九年の車椅子の夫婦が二組いた。目の見えない人も参加している。みんな人生の物語をかかえてやってきていた。

ハワイの牧場で馬に乗った九十一歳のおじいちゃん。柵の中のコースしか走らせてくれなかったのが不満だという。かっこいい。

六年前に夫がクモ膜下出血を起こして以来、初めての旅行に来たご夫婦。ご主人は半身麻痺で車椅子の生活。国内旅行もしたことがなかった。よく行こうと言ってくれた。夫の勇気をたたえたいと笑う妻。サンセットを見るクルーズは一人で行っておいでと言ってくれたという。

サンセットクルーズの最後に、三〇〇人くらいの人がゴーゴーを踊っている中央で、ぼくは彼女と踊った。彼女はとっても元気で、ハッピーな顔をしていた。「リフレッシュができました」と、とても幸せそうだった。翌日、ワイキキの浜辺で水遊びをした。夫もうれしそうだ。ニコニコといい顔をしている。妻がうれしそうにしていると、病気の夫だって悪い気はしないのだ。

十年間リウマチに苦しみ、閉じこもりになっていた人。

「東京では歩くのが嫌でしょうがなかったのに、今日はなんだか歩きたくなって」と、車椅子を降りて、夕日を見に歩いてきた。足がよろよろのおばあちゃんも、「あ、わたし杖忘れてきちゃった」と笑っていた。

ムームーで参加してくれた八十歳のおばあちゃんは泣きながら、「来てよかった、うれしかった、もう死んでもいい」と言う。

人生という旅

旅には不思議な力がある。みんなが目を輝かしている。

生きているということ、そのものが旅。

その人生の中に時々、本物の旅を取り入れていく。

そうすると人生がさらに美しく彩られていく。

楽しい思い出ができて、生きる元気が生まれてくるのだ。

ぼくの講演会が行なわれ、最後に「遠くへ行きたい」の音楽を流しながら、自分のエッセイを朗読した。この曲は、ぼくの作った「がんばらないレーベル」のファーストアルバム『ひまわり』の収録曲である。坂田明のサックスが心に沁《し》みる。みんなが泣きだした。

人生は旅。
生きている限り、小さな旅に挑戦しよう。
ベッドにいる人は、まずベッドから立ち上がる。
家の中が移動できるようになったら、家の外へ。
庭でいい。
庭への旅が終わったら、いずれ庭から外へ、そして町へ。
ちょっと元気になったら、もっと遠くへ行きたい――。
知らない町を歩いてみたい。
どんな苦難の中に生きていても、勇気をもって旅に出よう。
生きててよかったと、きっと思えるはず。
経済が崩壊してもおそれないことが大事。命までとられるわけではない。
病気があってもおそれないことが大事。

歳をとってもおそれないことが大事。

おそれなければなんとかなる。

旅は何かを変えてくれる。人はみな時々、旅に出るといいと思う。障害があっても、なくても関係ない。みんな同じ。こんな厳しい時代だからこそ、旅に出る。仕事のヒントや生き方のヒントが見えてくる。ぼくのプロデュースした『ひまわり』の中に入っている「遠くへ行きたい」という曲でも聞きながら、遠くへ行ってみませんか。

変わっているって才能なのだ

黒柳徹子さんと二人で本をつくるために何度かお会いした。ソフトバンククリエイティブから出版された『トットちゃんとカマタ先生のずっとやくそく』という本だ。あまりにおかしくて笑いすぎた。あまりに悲しくて二人で泣きながら話した。

分数ができなかったトットちゃん

徹子さんは『がんばらない』（集英社）がベストセラーになるキッカケをつくってくれた恩人。テレビの「徹子の部屋」に呼んでくれた。いい病院だ。い

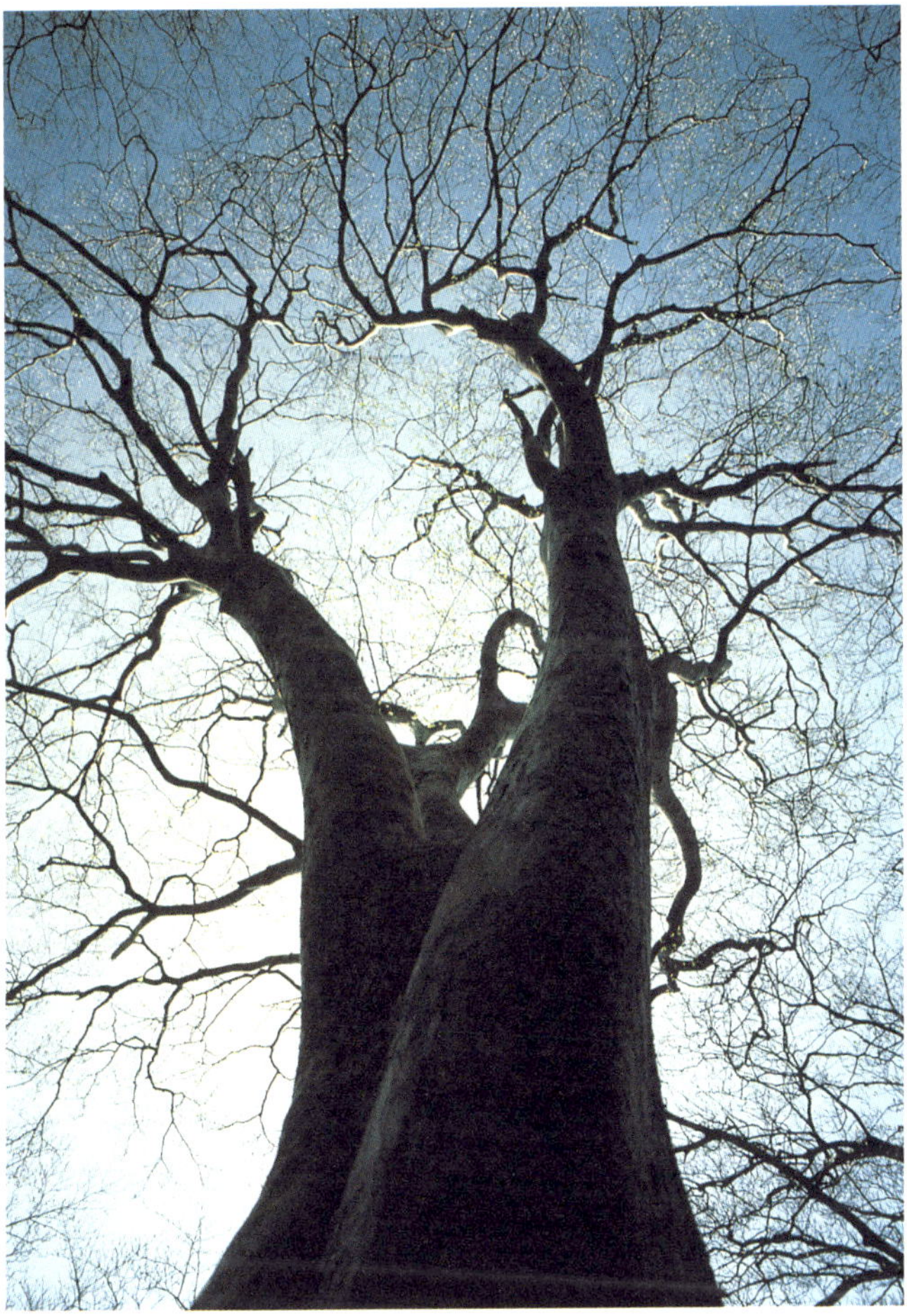

い本だ。泣けると言ってくれた。

徹子さんが泣くと、目張りと言おうか（古い言い方でゴメンナサイ）、つけまつげが大きいから、タヌキみたいになるだろうなと思った（再びごめん。恩人にこんなことを思ってはいけないのだ）。とにかく今のカマタミノルがあるのは徹子さんのおかげ。恩人の徹子さんとの本づくりは楽しかった。

「黒柳徹子はＬＤかどうか」で議論した。ＬＤって聞いたことあるだろうか。「学習障害」という意味だ。最近では、小中学生の六・三％がこの学習障害だという。四〇人学級ならクラスに二、三人はいることになる。

先生の話を長く聞けない子や、知能指数は高いのに引き算がまったくできなかったり、友達をつくれなかったりする。バランスが悪いのだ。

徹子さんは言う。「私は学習障害だと思われているらしい」「たとえ、学習障害があっても、黒柳徹子はこうして生きてきた。ＬＤの子どもを持つ親にとって、救いになるのなら私はＬＤの役を買って出る」。

かっこいいのである。

でもぼくは、もしかしたら徹子さんは本当にＬＤではないかと思った（再びごめんなさい）。

幾何学は一〇〇点をとっても、分数は全然わからなかったという。

極端に苦手なことがあるらしい。

いいんだよな、こういうのが。人間らしくて好き。

引き算や分数ができなくても生きていける。気にするな。気にするな。

できないことがあってもおそれない。

変わっていてもおそれなくていいんだ。人と違っていてもいいんだ。

自分の人生で影響を受けた本の話になり、ぼくがイギリスの作家クローニンの話をしだすと、『帽子屋の城』などいくつかの本のタイトルを挙げ、「私もよく読みました」と言う。すごい読書家である。今どき、クローニンなんて作家、知らない人のほうが多いはずなのに。とにかくあったかい人。ユニセフ大使を長く務め、障害者の演劇を応援したり、すごい人だと思う。

人間にレッテルはいらない

トットちゃんは小学校を退学させられたけど、次の学校で「君は本当はすばらしいんだよ」と言ってくれる先生に出会えた。自分を認めてくれる人に出会えたということがすごいことだ。自分のことを理解してくれる人が一人でもいれば、人は生きていける。

「学習障害」なんてレッテルを貼る必要はないんだ。ちょっと変わった子は昔からいた。あやふやで寛容な日本はレッテルを貼らずにやってきた。もしかしたらレッテルなんか必要ないのかもしれない。

トットちゃんは彼女を認めてくれた先生と約束をした。学校の先生になると約束した。だけど、なれなかった。そのかわり、子どもたちのために役に立ちたいと思った。

ぼくは十八歳の時、父・岩次郎と約束した。「貧しい人や弱い人のことを忘れるな」。

それから二人の約束はどうなったか。これがこの本のテーマである。トットちゃんとカマタ先生はずっと昔の約束を忘れなかった。

トットちゃんもカマタ先生もちょっと変わっていた。ちょっと変わっているということは、生き方を少し変えれば、その変わっているところが人の役に立つ可能性があること。

徹子さんの幸運は、「君はすばらしいんだよ」と言ってくれる人に出会ったこと。

余計なレッテルを貼られなかったこと。

「変わっている子」という個性を、見守ってもらえたこと。

人間にレッテルはいらない。よく見ると、どんな子もちょっと変わっている。それでいいのだ。

何もおそれなくていいんだよ。

Ⅲ　なやまない

考えすぎなくていい
なやまなくていい
人生には解けない問いがある
なんで生まれてきたのか
生きている意味は何か
解けない問いは　いっぱいある
わからない
わからなくていい
なやまないことが大切
解けない問いは　放っておけばいい
なやまないで
毎日のあたりまえの生活を

ていねいに　ていねいに
実践すればいい
心をうつうつとさせないで
明るく　ポジティブに
いきいきと生きよう
希望が持てないような時がある
そんな時は
無心に
部屋をきれいにしたり
料理を作ったり
人のために生きたり
無心がいいのだ
なやまないことが大切

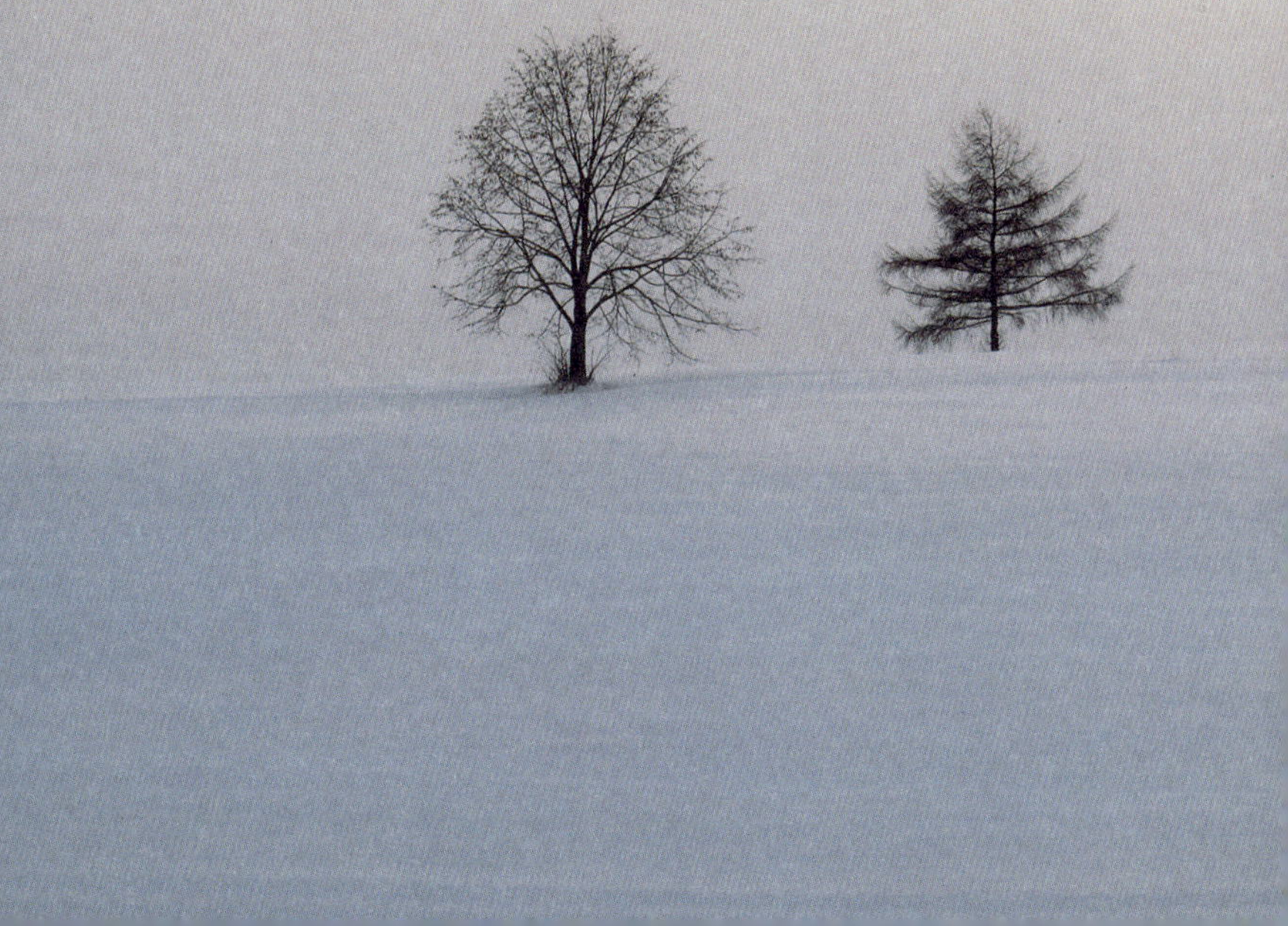

「いじめ」に負けない生き方

ビッグママと言われている歌手の中島啓江《けいこ》さんのラジオ番組に、ゲストとして出演したことがあった。顔面神経麻痺のために片目の眼瞼《がんけん》が下垂《かすい》していた。父がアルコール依存症でとても大変だったと泣きながら語った。そんな大変な人生を歩んできたのか。ドメスティックバイオレンスを受けていたらしい。

今度は、NHKラジオ「鎌田實・いのちの対話」にゲスト出演をお願いした。幼稚園の頃からいじめられていたという。父の仕事の関係で転校生だった。ものは盗まれる。教科書は破られる。机の中にはヘビや蛙を入れられた。音楽の先生からも、声が大きいと怒られた。これを聞いた時は失礼だとは思ったけど笑ってしまった。ごめんなさい。自分に自信の持てない子どもになっていた。

魔法の言葉「ありがとう」

母はいじめられているのを知っていたらしい。再び転校する日、母は自分の内職で稼いだお金で、クラスの子全員へノートと鉛筆と消しゴムの三点セットを用意してくれた。「笑顔でありがとうと言いなさい」と言った。一番のいじめっ子にも「ありがとう」と渡した。その子はキョトンとして「ありがとう」と答えた。母のおかげで、いじめた子とも話をする機会を持つことができた。

憎しみや、恨みや、愚痴は、悪い連鎖を起こしていくだけ。

「ありがとう」は魔法の言葉。

「ありがとう」と言ったところから、悪い連鎖が断たれ、温かな連鎖が起きてくる。そんな経験をすることが多い。「ありがとう」と思っていなくても、「ありがとう」と口にすることで、何かが変わることがある。

「明日は明日の風が吹く」。母の口癖。母は貧乏にも負けなかった。音大に通ってコンサートをする時も、一着一万円の母が用意してくれたドレスを着た。母のおかげでなんとか生きることができた。父とはずっとうまくいかなかった。

歌手になってからも生活は苦しかった。お金がなくて困った時には質屋があると母が教えてくれた。「でも自分で行ってはダメ。私やマネージャーさんに行ってもらいなさい。おまえは舞台に立つ人だから、こういう暖簾《のれん》をくぐってはいけない」。質屋の前で教えてくれた。「一円でも感謝しなさい」。母の口癖であった。

母が亡くなった後、ストレスから顔面神経麻痺が起こり、過食症になってどんどん太り始めた。それでも、「明日は明日の風が吹く」という母の言葉が支えとなり、なんとか生きぬくことができた。

アキレス腱を切ったり、卵巣の手術をしたり、次々と大変なことが起きたが、一歩一歩乗り越えていく力が、少しずつ育っていった。

今では自分を否定しない。
悩まなくていいのだ。
相手のことも否定しない。
いつだって答えは「YES」。
前向きに、ポジティブに生きようと思っている。
母から生きる力をもらったと信じている。
どんなことがあっても、負けない。
そして支えてもらったら「ありがとう」。
支えてもらえなかった時も、ちょっと小さな声で「ありがとう」と言ってみる。
するとと、憎しみや、恨みは薄まっていく。
「ありがとう」って魔法の言葉だと思った。

迷った時は自然の流れにまかせてしまえ

ラブラドール、大きいのにふわっとしていて、温かそうな盲導犬。一緒にやってきたのは、ご主人の広沢里枝子さん。美人である。二人の息子のお母さんだ。年は四十七歳。諏訪中央病院で講演をしてもらうのは、四年ぶり二回目である。目の見えないご自身と、話のできない盲導犬と、弥次喜多道中だと言う。

不安を和らげてくれた新しい命

里枝子さんは、網膜色素変性症という難病になった。里枝子さんは、いずれ失明するかもしれないという不安の中で生きていた。わずかな光を頼りに大学へ進んだ。そこで今の夫と出会う。大学の同級生だった。応援してもらいながら大学を卒業、そして結婚した。

大学生の頃から急激に視力が落ち、不安に押しつぶされそうな精神状態が続いた。苦しかった。つらかった。怖かった。不安で泣いてしまうことも少なくなかった。彼がずっと支えてくれた。

卒業してから三年後に結婚し、夫の実家の信州で暮らし始めた。ハネムーンベビーの長男がお腹に宿った。不思議なことが起こった。視力が落ちていく中で感じていた不安が、ふっと和らいでいったのだ。子どもを産むためなら、見えなくなってもかまわないと思うことができた。「いつかその日が来ると恐れてきた失明を、すすんで迎えることができたのは、私の中に宿った命のおかげ」と里枝子さんは言う。

心配を取り除いてくれた新しい命があたたかかった。

出産後、彼女が予想したとおり見えなくなった。完全に見えなくなった彼女にとって、子育ては大変だった。おしめを換えることも、授乳も。生まれたての子どもの様子を見る感覚がわからない。便のにおいをかいで、子どもの具合を想像した。子どもに言葉を教えることも、とても難しいことだとわかった。絵本を読んであげられないのだ。それでも里枝子さんは負けなかった。仲間たちが、点字の絵本を手作りしてくれた。知っている歌をうたい、言葉をかけ続けながら、手作りの点字の絵本を繰り返し読んで聞かせた。

この目の病気は、時には遺伝することがあると言われていた。「命と障害を手に握り締めて走る。リレー選手のつもり」と里枝子さんは語る。もしかしたら、自分と同じ失明というバトンを子どもに渡すかもしれないという不安を、彼女は持ち続けていた。

二人の息子は大切に育てられ、成長し、里枝子さんの目の代わりをする好青年に育った。今のところ、二人とも障害の兆候はない。

支えたり、支えられたり

悲しいことはいっぱいあった。レストランに盲導犬を連れて入ると、「犬は他のお客様のご迷惑になりますのでお断りいたします」と言われた。いくら盲導犬だと説明しても、頑《かたく》なに断られることもあった。時には病院ですら。

社会の理解はずいぶん遅れている。何度も悔しい思いをした。来客があって玄関に出ると、「誰かいないか」と大声で奥のほうへ声をかけられる。自分を一人の人間として扱ってくれない。私だっていろんなことができるのにと思うことがあった。

子どもの離乳食が始まった時、勘が悪く、なかなか上手に離乳食を赤ん坊の口に運べなかった。驚いたことに、子どもが手をとり口へ持っていってくれた。人間ってすごいと思った。子どもに支えられている。うれしかった。

目の見えない子どもが生まれたらかわいそうだと思い、子どもを産むかどうか迷った時期もあった。今は、産んでよかったと思う。彼女は、きちんと子どもたちへ命の大切さをバトンタッチした。

自分を大切に支えてくれた両親は年をとり、今度は自分がお世話をさせてもらう番になった。人間は、支えたり、支えられたり、そうやって生きていくものだ。

目が見えないことに負けないで、当たり前のことを当たり前に、ていねいにやっていこう。人生は何とかなると信じている。

考えすぎなくていい。

余計なことに悩まない。これでいいのだ。

いつか自分もおばあちゃんになり、子どもたちに見守ってもらう時が来るだろう。

命のバトンタッチをていねいにしていこう。

自然の流れにまかせて、そう里枝子さんは決意している。

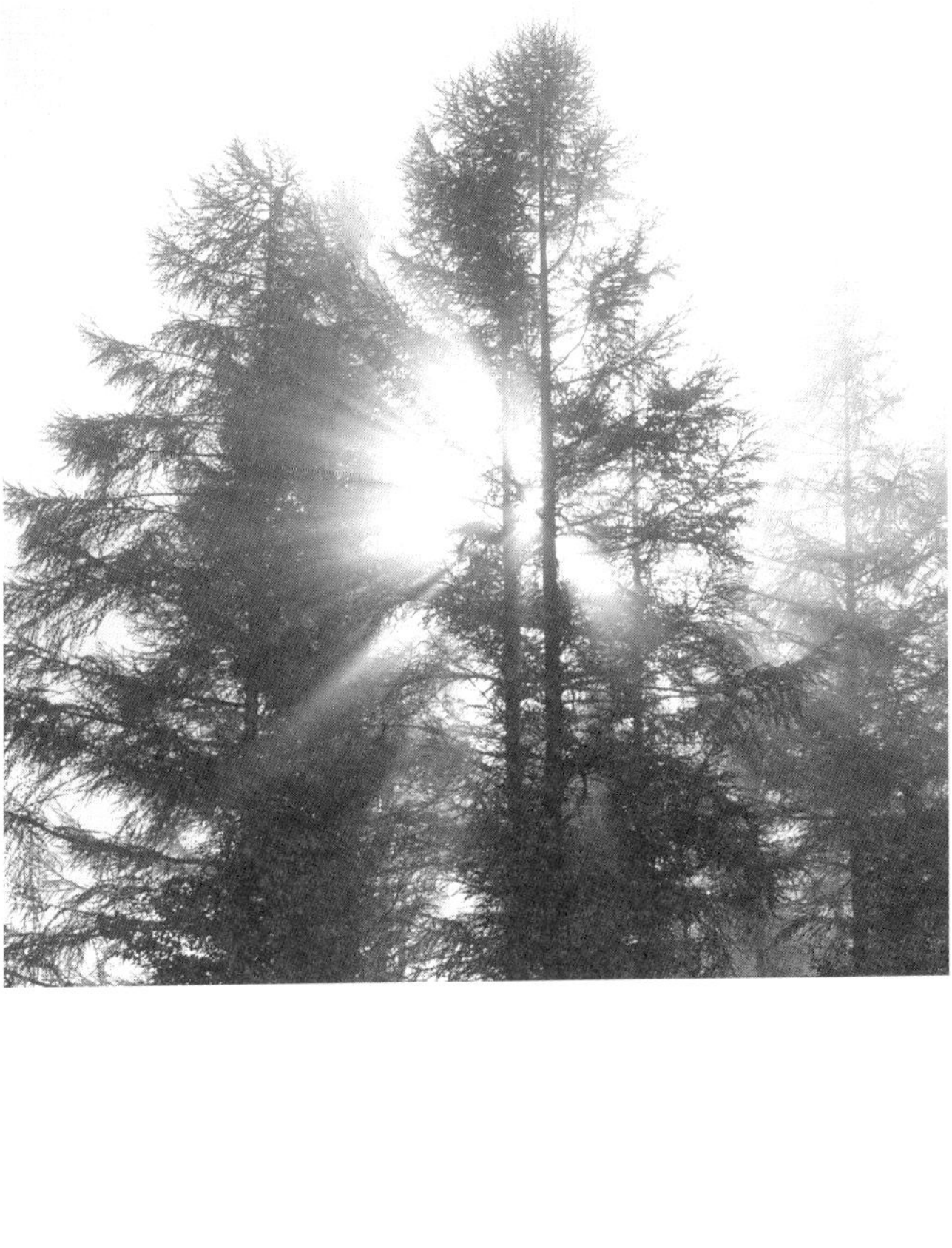

外見で判断してはいけない

「食べ物も、人間も、好き嫌いはありません」

ちょっとシャレたレストランに入って、嫌いなものはありませんかと聞かれた時に、ぼくが答えるようにしているフレーズだ。まわりが笑ってくれる。しかし、あったのだ。見るのも食べるのも恐ろしいものが。

「どじょうを食べられますか」と電話が入った。ＴＢＳラジオ「大沢悠里のゆうゆうワイド」に画家の原田泰治さんと一緒に出演する前の晩、一献《いっこん》を傾けたいという。前の年の秋に、諏訪中央病院の庭から生放送をしたお礼がしたいという。大沢悠里さんは義理と人情を大切にする人だ。

悠里さんの心遣いはうれしかったけど、正直、どじょうに自信はなかった。

子どもの頃、母がどじょう鍋を作ったのを覚えているが、グロテスクで気持ち悪くて食べられなかった。

「ぼくは大丈夫ですが、原田泰治さんは食べられるか心配です」

原田泰治を盾に断りたかったのだ。

「原田さんはオッケーだそうです」。ガクンとしたが、気をとり直して答えた。

「もちろん、ぼくは大丈夫です」。ちっとも大丈夫ではなかったけど、ヤセガマンをした。電話を切るとすぐに原田泰治さんに電話をした。

「泰ちゃん、どじょう食べられるの？」

「オレだって食べたことないよ」

「泰ちゃんのほうが兄貴なんだから、泰ちゃんがしっかり言ってくれなきゃ」

「だって、大沢悠里さんの生まれた所がすぐそばで、悠里さんに自分の故郷を見せたいって言われりゃあ……食べられるって言うしかないぞ」

仲間割れしている。二人ともおびえているのだ。「カマちゃん、一〜二匹、目つぶって食べりゃあ、あとはうなぎが出たり、刺し身が出たりするよ」。兄のように慕っている原田泰治にこう言われりゃあ、がんばらないぼくも、一匹か二匹がんばるしかないと思った。

いよいよ、その日が来た。覚悟ができていたはずの泰治さんが「オレ、やっぱりダメだなぁ……カマちゃん食えるけぇ」。信州弁を丸出しにして言う。急に弱気になっている様子。再び、断らなかったことをお互いが責め合った。

ホテルにハイヤーが迎えに来て、浅草へ拉致された。もうあとには戻れない。隅田川の近くの「駒形」というどじょう屋に着いた。江戸前の粋な店構えだ。大沢悠里さんとアシスタントの西村さんが外で出迎えてくれた。のれんをくぐると、江戸情緒が広がっている。二百年の伝統を守っているというだけあって、いい空気が漂っている。一階は、でかい畳の部屋だ。みんな七輪を囲んで、鍋をつついている。一瞬ホッとした。いい雰囲気だ。これなら二、三匹はいけるかもしれないと、ちょっとだけ、心が上向きになった。

二階の奥まった部屋に通されると火のついた備長炭がくべられている七輪が三つ置かれた。その上にどじょう鍋が載せられる。泰ちゃんの前には、開いたどじょうが並んでいる。ぼくの目の前の七輪の上の鉄鍋の中は、丸ごとのどじょうがそのままの姿で二〇匹ほど寝そべっている。うあーっていう感じ。

生きたどじょうにお酒をかけて、臭みをとって、骨をやわらかくしているという。酔ったどじょうを甘味噌の汁に入れて煮込んであるそうだ。それを、鉄鍋の中に入れて、グツグツと煮て山盛りのネギをのせて食べる。渋谷店には和食が用意されているが、この店はどじょうだけと聞いた。泰治さんと抱いていた淡い希望は、ブチ壊された。どじょうの後には刺し身やうなぎが出てくるという希望的観測は夢と消えた。覚悟を決めた。ネギをとれるだけとって、どじょうが見えないように、包んで口の中へ入れた。

人間の食べず嫌いはダメ

「うまい」。えーっ、なんでこんなにうまいの。

本当に臭みがない。骨がちょっと引っかかるが実にうまいのだ。泰治さんのほうの七輪の上の「さき鍋」を食べる。グロテスクではなく、とても食べやすいけど、微妙に苦味や、骨の引っかかりなどなく、なんか物足りない。もう恐いものはない。矢でも鉄砲でも持って来いと、気が大きくなった。大沢悠里さんが勢いをつけて注文する。

どじょう柳川、どじょう汁、どじょう蒲焼、どじょう唐揚げ、どじょういかだ焼、次々にどじょう攻めが始まった。全部食べた。でも、一番おいしかったのは、一番グロテスクなどじょう鍋。あきれるほどのおかわりの連続。なんだか体がポカポカしてきた。肌がすべすべしている。

食べず嫌いというのがあることに気がついた。もしかしたら、食べ物だけではなく、今までの人生で会った人の中に、人間の食べず嫌いがあったかもしれない。見た目だけで判断をしてはいけないと思った。つらく、恐く、楽しく、おいしい、どじょう物語。

余計なことに悩まないことの大切さを学んだ。

やりたいことをするのが一番

旅行好きの長谷川恭子さん。五十九歳。娘さんの出産もあって、ここ二年間は旅行を休止していた。でも、ようやくお孫さんが一歳になり、落ち着いてきたので車椅子の旅行を再開した。

「行けないと思うと、余計うずうずしました」

無類の旅行好きなのだ。これまでもベルギーやニュージーランド、ハワイを何度か訪れている。

しかし、彼女は二分脊椎症《にぶんせきついしょう》という病気を持っている。脊髄の形成不全のために、だんだん運動機能や知覚の麻痺などが起きてくる。

長谷川さんは、「この病気のためにいずれ歩けなくなる」、そう覚悟した。でも、へこたれなかった。

病気がわかってから、心の準備が始まった。これは大事なのだ。

人生に負けない生き方

好きなことをして生きよう。

自分の趣味に生きようと考えた。仕事を早めに退職して旅を楽しみ始めた。旅先で土地の人とコミュニケーションがとれるようにと、ラジオやテレビで英会話を勉強した。努力をした。

いい旅をいっぱいした。

いい旅をした人は心が強い。

ぼくは、そう信じている。そのとおりになった。

退職して四年数カ月経った時、長谷川さんの下肢に麻痺が訪れた。予想はしていたがショックだった。二〇〇三年十二月のことだった。それから車椅子に頼る生活になった。

——旅はこれで終わり。

長谷川さんは思った。

だが、彼女の心を動かす何かがあった。

入院している病室の窓の外を流れる雲を見ていたら、旅の虫がうずいた。旅の虫がピンチに立つ彼女を救うのである。

「そうだ、車椅子でだって旅行ができる」

彼女は、入院中に旅行パンフレットを取り寄せた。すごいなあと思った。発想がやわらかい。

こういう人は人生に負けない。病気にも障害にも負けない。

旅をしていろいろな人を見て、いろいろな土地を見てきたから、自分も負けてはいられないと思うのだろう。

やがて来る両下肢の麻痺のための心の準備を、旅を通してやってきていた。

結果はそのとおりになったような気がする。

自分の自由を守るために

「まずバリアフリーツアーに参加して、車椅子での旅に慣れ、そのあとはトラベルサポーターを頼んで二、三回、個人旅行を楽しみました。そんな経験をしていたら、これなら一人でも行ける、と思うようになって」

「バリアフリーツアーはゆったり移動するので、風景一つひとつの印象が鮮明に残ります」

撮った写真などはブログに載せたりして、旅行自慢をしているのだそうだ。脊髄神経の麻痺で自由を奪われかけたが、こうやって旅を通して、彼女は自分の自由を守った。

日本で生活している時には、二十秒おきに鈍痛発作に襲われるというのに、ハワイにいると一日一回くらいしかない、と長谷川さんは言う。

「旅をするにしても、できれば一つの国に長く滞在したい」というのが、会社を退職する時の夢だった。現地に三カ月くらい滞在して、「観光」でなく「生活」をしてみたい。できれば海沿いの町で、市場で魚を仕入れて自分でさばいてみたい。

まだ、実現できずにいるが、車椅子に頼るようになった今でもその夢は変わっていない。彼女の気持ちを理解してくれる夫や子どもがいるが、できるだけ自立していたいと思っている。彼女はぼくと同い歳。すごいと思った。自分ならこんなふうに乗り越えることができただろうか。自信はない。

人は悩んで悩んで悩んで生きる。

精いっぱい悩み終わったら、ふっ切っていい。

悩んできた自分を褒めてあげよう。

そして、自分に言い聞かせる。

もう、これからは、悩まない。

やまない雨はない

チェルノブイリ原発事故が起きて二十年以上になる。苦難や悲しみは重なることがある。これでもか、これでもか、と不幸が襲ってくる家族がある。そんな家族に会った。

ベラルーシ共和国の放射能汚染地域へ健康診断に行った時、「のぞみ21」という共同作業所を訪ねた。ゴメリという高汚染の町の郊外にあった。

「息子のオレルは、悪性リンパ腫を克服し、ゴメリ国立大学に入学しました。得意な絵の才能を生かして、共同作業所の指導者としても活躍しました。悪性リンパ腫瘍をせっかく克服したと思っていたら、今度は甲状腺がんが襲ってきました。肺に転移し、治療の甲斐もなく、息子は二十一歳で亡くなりました。

七年前のことです」

　五十一歳のナターシャさんは泣きながら、過去を振り返り話をしてくれた。学校に行けない子どもや、病気で仕事につけない青年が、この工房で働いている。

　五歳になる孫のナターリヤがナターシャさんに抱きついてきた。悲しみは何度も何度も繰り返されたのだ。

「一九八六年、チェルノブイリ原子力発電所が爆発を起こした時、娘のインナは十二歳、息子のオレルは九歳でした。病気の原因が何だったかは、誰にも証明できません。でも、この地域では若い人たちが本当によく亡くなるのです。長年、放射能で汚れた食べ物を食べていれば、体にいろいろな影響を及ぼす可能性があるとみんなが心配しています。一昨年、今度は娘に胃がんが見つかりました。すでに全身に転移していて、昨年の二月に娘は亡くなりました。五歳のナターリヤを残して」

　ナターシャさんはナターリヤを抱きかかえた。

「この子が不憫《ふびん》で……。孫はママのことを時々聞きます。私は、ママは寝ているよ、と答えるようにしています」

ナターリヤをあやしながら、ナターシャさんは夕飯の支度に取りかかった。

「娘のインナが残していってくれた、ナターリヤを育てるのも私の大切な仕事です。へこたれるわけにいきません」

雨はいつか上がる

ボルシチのいい匂いがした。テーブルに手際よくたくさんの家庭料理がならべられていく。

「私は息子を二十一歳、娘を三十一歳で、がんで失いました。ここに住んでいなければよかったなぁと振り返って考えることもあります。私の体調もよくありません。でもここで生きていくしかありません。工房に通っている若者たち三〇人の生活をなんとか支えてあげたいと思っています。まだ苦しくて胸が痛

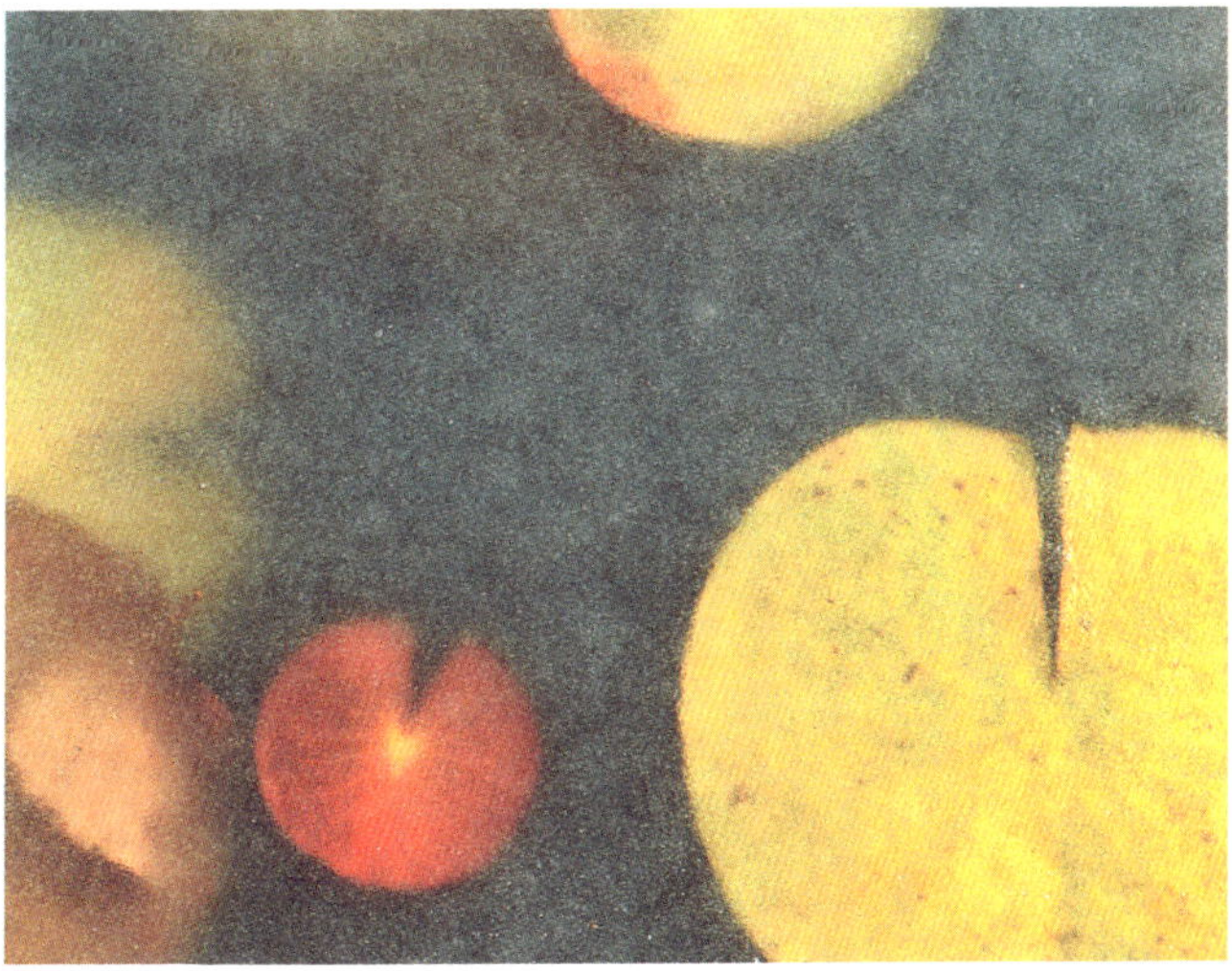

みます。でも、苦しみを分かちあえば乗り越えられるのです」

夕食が始まった。苦しい過去を思い出しながら、泣きながら、それでもおいしい家庭料理をごちそうしてくれた。時々ユーモアを言い合い、笑い、再び前を向き始めた。

悲しみや苦しみがいくつも重なってやってくることがある。人生ってそんな時があるのだ。しかし苦難はいつまでも続かない。降っている雨は、どんなにすごい雨でも必ず上がる。必ず太陽は昇るのだ。何日も雨が続くと、この世から太陽がなくなってしまったのかと不安になる。しかし必ず雨は上がり、太陽は昇る。人生もきっとそうに違いない。

ナターシャの人生は今、雨が降りしきっている。きっと孫のナターリヤが少し成長する頃、この家にも太陽が昇る時が来るように思う。明日の太陽を信じて、みんなで、少量のウォッカで乾杯をした。

次の世代にバトンタッチをするまでは、悩みすぎない。

Ⅳ　へこたれない

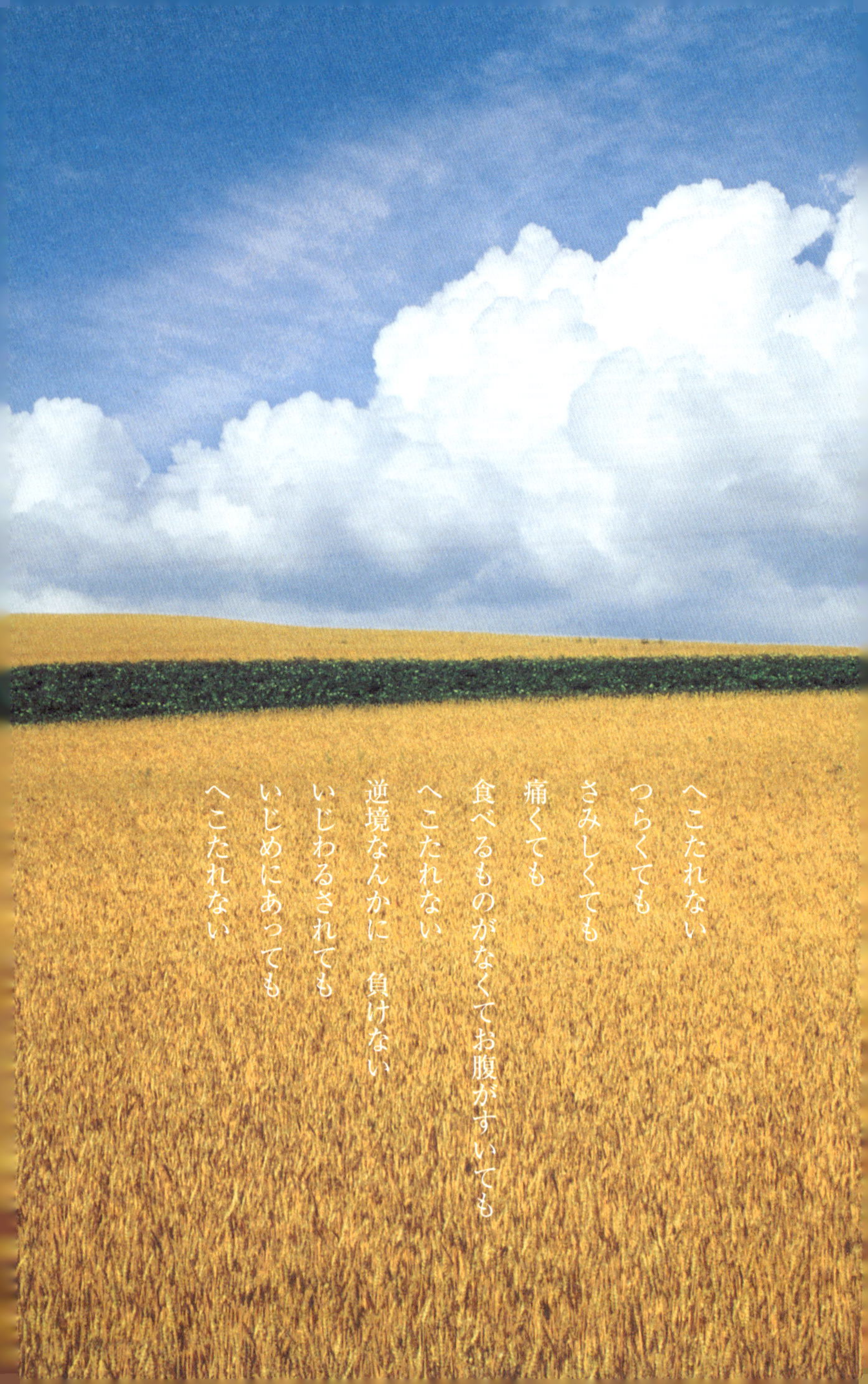

へこたれない
つらくても
さみしくても
痛くても
食べるものがなくてお腹がすいても
へこたれない
逆境なんかに　負けない
いじわるされても
いじめにあっても
へこたれない

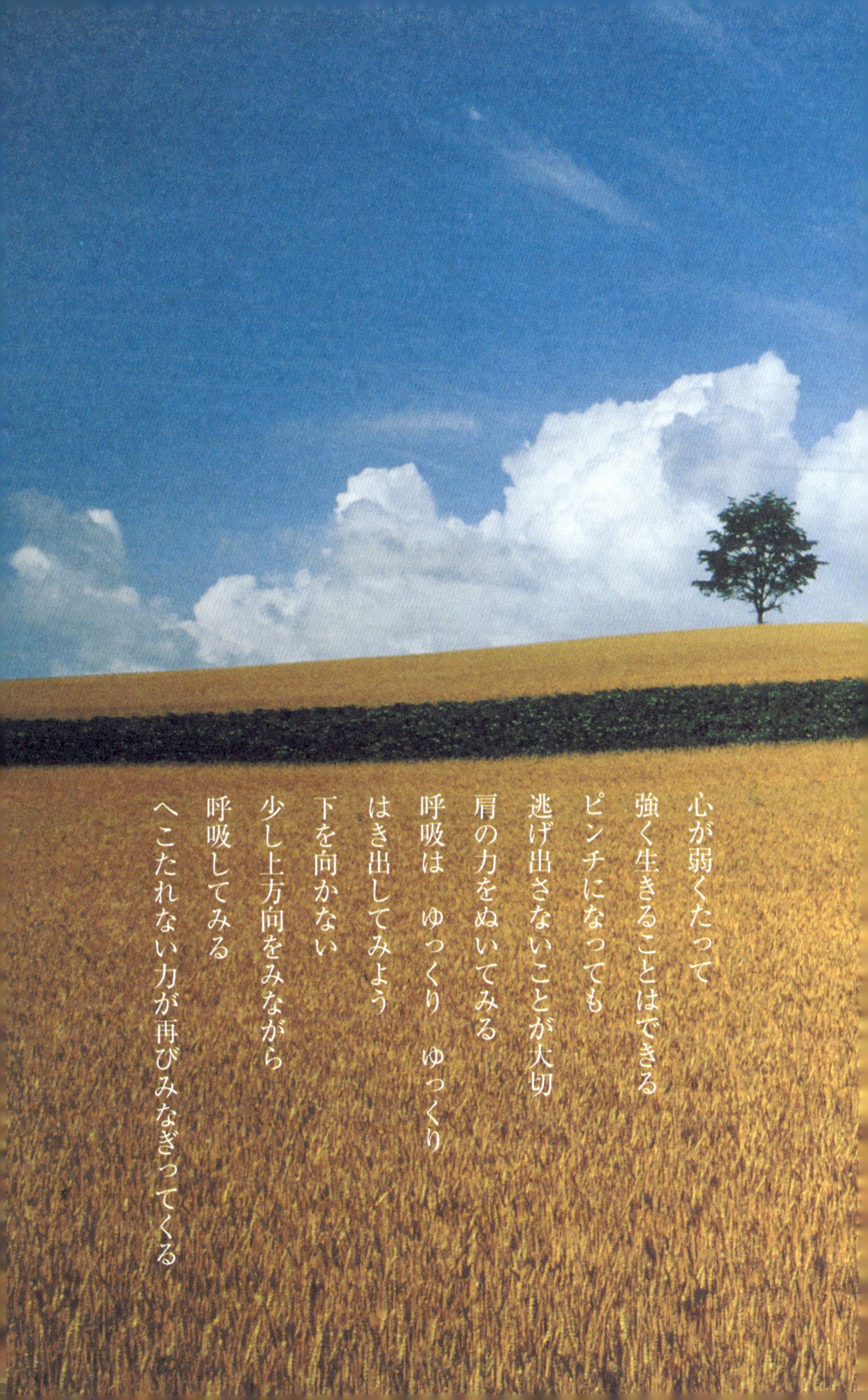

心が弱くたって
強く生きることはできる
ピンチになっても
逃げ出さないことが大切
肩の力をぬいてみる
呼吸は　ゆっくり　ゆっくり
はき出してみよう
下を向かない
少し上方向をみながら
呼吸してみる
へこたれない力が再びみなぎってくる

敵を知れ

一九四五年生まれである。銀行マンとして活躍。一年ほど前まで、年金を運用する資本金四二九億円の会社の社長をしていた。

三十九歳、ニューヨークで営業課長をしていた時、大腸がんが見つかった。

失敗を自分の栄養に

便秘の症状があった。仕事ではビシビシと決断ができる関原健夫さんが、この時ばかりは逡巡《しゅんじゅん》し、大腸ファイバーの検査をちょっとした理由でキャンセルしてしまった。一流の仕事人間も自分の体のことになると少し弱気になるようだ。しかし、その後反省し、嫌なことから逃げないことの大切さを学んだ。

アメリカの病院で手術した。五年生存率二〇％と告げられた。ショックだった。

二年後の一九八八年一月、肝臓に転移が見つかり日本で手術を行なった。大腸がんで肝臓に転移があると聞いた時は、万事休すと思ったという。それでも手術に迷いはなかった。はじめに大腸ファイバーのキャンセルをし、病気の発見が遅れたことを後悔していた。

一回の失敗を自分の栄養にしていた。

失敗は次に生かせばいい。

同年四月、今度は左肺に転移が見つかり手術。大腸がんも再発し、大腸の再切除も行なった。二回目の手術後、「もう一回やるかもしれませんよ」と主治医から言われていたため、三回目以降の手術の時はショックが少なくて済んだという。またあったんだなと、迷うことなく手術に踏み切れたという。

弱い心を強くするには、心の準備が大事なのだ。

心の中では、もしかしたらこうして自分の寿命は尽きていくのかとも思ったという。強い心の向こう側に揺れる心があってもいいのだ。

一九九〇年、再度左肺に転移。五回目の手術の時はちょっと迷った。あきらめようか、もう手術はやめようかと迷った。でも、主治医の言葉にかけてみようと思った。手術に踏み切った。

ここが偉い。大腸がんや乳がんではこういった遠隔転移した状態から完治があるのだ。専門家の言葉に耳を傾けることが大事。

強い心は、「これは」と思った人の言葉を信じてクヨクヨと悩まない。

その数カ月後、今度は右肺に転移。今度こそダメだと思った。大腸から肝臓、左肺、右肺。体中にがんが広がっていると思った。

「あとは運にまかすしかなかった。六回目の手術をしました。そうしたら、がんはどこかへ行っちゃった。このあと再発はない。完治しました」

弱い心が強い心で生きるヒント

強い心の向こう側に弱い心が見え隠れしている。弱さは恥ずかしくないのだ。でも大事なことがある。

後悔しないこと。

弱い心でも、決めたら前へ向かって歩き続けること。時にはなるようにしかならないと、運にまかせてもいい。

彼は言う。「病気になったり逆境に立たされたりして、初めて人間関係の大切さに気づきました。六回の手術の時はゆっくり療養させてもらいました。それ以外の時は普通に仕事をさせてもらった。窓際にさせられなかったことが大きい。やりがいのある仕事があったから生きぬけました」。

強い心を育てるためにはまわりの理解も大事。まわりに理解してもらうためには、組織の中で役割をきちんと担っていることも大切。

普段の誠実な生き方が問われているのかもしれない。人と人のつながりが大事なのだ。つながりの中で命は守られている。

やっぱりこれなんだ。

弱い心でも強く生きられるのは、人と人のつながりがあるから。

人間と人間の関係が強い心を育ててくれるのだ。信じていい。

はじめに検査から逃げたことを反省。その後は逃げないようにした。

ウツウツと悩みすぎないようにした。

敵を知ること。大腸がんの性格をよく知って、転移しても逃げなかった。

仕事をし続けたことも大きかった。

がんはその後再発していない。しかし、心筋梗塞を起こした。

がんと心臓バイパス手術で七回手術して生きぬいた。七転び八起きである。

転んでも、転んでも、起き上がる。

ネバーギブアップと叫んでみよう。心の中で叫んでみるだけでいい。

弱い心も強くなる。きっと、大丈夫。

いい仕事で人は成長する

知的障害のあるマッチャンとつきあい始めて四年目になる。宮城県の「パピハウス」というピザ屋でピザを焼いている。マッチャンは二十八歳。素直で気のいい青年だが、面白くないことがあるとふてくされ、何日もしゃべらなくなる難しい一面もある。そんなマッチャンが変わりだした。

元気をもらうボランティア講演

パピハウスは、「虹の園」という社会福祉法人が経営している。初めてこの店に来た時、ぼくは驚いた。きれいな、しゃれた店なのだ。障害者がいきいきと働いている。注文を取るのも、厨房で働くのも障害者である。その間を生活指導員のスタッフたちが黒子のように動いている。お店の中の空気があたたかい。チーズやサラミはイタリアから輸入し、七ヶ浜港や山元港で獲れた新鮮な魚介をトッピングに使っている。材料にこだわっているのだ。ファストフードではないピザである。

障害者の雇用の問題は、この国ではとても深刻だ。共同作業所での仕事は、アイスクリームのスプーンを詰めるといった単純労働が多い。給料は一カ月五〇〇〇円以内というのがほとんどである。

虹の園は、食べ物の店を五店舗持っている。ピザハウスが三店、フランチャイズの「つつみ屋」というお団子屋さんを二店。収益はすべて透明にして、生活指導員の給料に回したりせず、働く障害者の給料にすべて還元させるシステムになっている。二〇〇七年時の給料は月二万三〇〇〇円。

できるだけ早い時期に三万円を支給したい、そしていつか五万円の給料を出したい。これが虹の園の夢。日本では破格の条件である。ぼくは応援を始めた。

四月、近くを通ったので、五〇名ほどの方を相手に講演会をした。ぼくの講演のお客さんは、ほとんどが一〇〇〇人を超える。異例の小さな手作り講演会である。そして五月、宮城県の多賀城に新しいパピハウス姉妹店がオープンしたが、なかなかお客さんが入らないという話を聞き、急遽、多賀城での講演を決めた。もちろんボランティア。でも、こういうことが大事なんだ。自分の心がうれしくなる。ぼくが元気をもらっている。

人は仕事で磨かれる

マッチャンはどんどん成長した。行くたびに見事な手さばきになっていく。焼き加減も抜群である。初めのうちは、焼いた後きれいにカットすることができなかった。ぼくが三回目に行った時、カットはできたが、ピザをうまくぼくの皿に載せられず、手づかみで皿に移してくれた。もちろん味は抜群にうまかったけれど……。

四月に講演で訪れた時、久しぶりにマッチャンのピザを食べた。マッチャンはさらに腕をあげていた。きれいにカットして円形のカッターの腹に上手にピザを載せ、一切指を触れずにぼくの皿へ移しかえた。うれしそうだった。はにかむマッチャンの顔が輝いていた。マッチャンは悩まない。いつもニコニコ。

マッチャンから学ぶことは多い。

マッチャンはマンガが大好きで、土曜日と日曜日には大好きなマンガのテレビ番組があり、仕事に出たくないとダダをこねていた。

一年経って、マンガよりも仕事が面白くなった。働きたいと言いだした。今は、土曜日か日曜日のどちらかを勤務に充《あ》てている。しかも、仲間で仕事のスケジュールを調整するようになった。責任感が育っているのだ。人間が成長する上で仕事は大切。

マッチャンは今、ピザの生地も練ることができる。具材も、大きく切るものと細かく切るものとをきちんと仕分けられる。お客さんの注文どおりにトッピングをし、見事にピザを焼き上げられるようになった。

マッチャンは、他の障害者仲間から憧れられるようになった。マッチャンのようになりたいと思われるようになった。やっぱり仕事は大事である。

障害があっても、誇りを持てる仕事があるということは素晴らしいことである。現代という時代を生きるためには、仕事は切っても切れないものだ。障害者の労働環境も厳しいが、若者にとっても、中高年の人にとっても、労働環境が厳しくなっている。ワークシェアリングをしたりしながら、みんなが生きられる方法を考えないといけない。資本主義の生命線は分厚い中流がいること、たくさんの下流をつくって、一部の人だけで不況を脱出するのではない方法がいい。資本主義社会だから、差はあっていい。多くの人が中流の中にいること。中流の上や中や下がいていい。上流は少なくていい。下流ができるだけいないシステムが望ましい。あったかな社会になるはず。多くの人が幸せを感じられるはず。国民がこの国に誇りを持てるようになるはず。社会の安全度も増すだろう。そういう国づくりをする、今はチャンスだと思う。

バランス感覚が大事

ぼくの家のウッドシェイク（板葺《いたぶ》き）の屋根を二十年ぶりに張り替えて、ソーラーパネルを取り付けた。電気を電力会社に売っている。

夏の暑さ対策に家のまわりに木を植えた。もちろんクーラーはない。冷蔵庫やテレビも省エネタイプのものに買い替えた。ソーラーパネル付きバッグで旅をしている。旅をしながら、携帯の充電をしている。地球温暖化が心配だ。チェルノブイリへ医師団を十八年間に九〇回派遣してきた。原発の怖さを見てきた。二酸化炭素の排出量が少ないからといって、これ以上原発がどんどんできることをちょっと心配している。

少し便利で、ほどほどの我慢。いい加減な生活が大事。環境問題だけでなく、生き方にも、健康のためにも、加減が大事なのだ。

ベトカ（ベラルーシ共和国）の町にはかつて四万人が住んでいた。今は二万人だ。真ん中に六〇キュリー以上の高汚染の森がある。「住んではいけない村」「埋葬の村」と言われている。にもかかわらず、国の立ち退きの指示に従わず汚染地域に残って生活しているサマショールと呼ばれる人たちがいる。「わがままな人」という意味だ。

九人のサマショールが住んでいる村を二〇〇八年の八月に訪ねた。ベトカ地区病院の女性院長ナジェージダ先生の案内である。一緒に歩いていると、おじいさんがこちらを見てタバコを隠した。彼女の患者らしい。彼女はそれを見つけると「吸わない約束だったじゃない」とニコニコしながら言った。威圧的でない。瞬間、いい医者だなぁと思った。

彼女は病院を歩いている時も、常に患者に声をかけたり、診察中の若い女医に激励の声をかけたり、院長としてなかなか優れたリーダーシップを見せていた。「命がけで仕事をしています」と笑いながら言う。三五人の医師のいる病院。まだ四十六歳。四十一歳の時に院長になった。ぼくは三十九歳の時に院長の辞令をもらった。似ている。

ここは自分のふるさとと語った。自分が望んでここへ戻って来た。へこたれてはいられないと言う。もう一回、美しいふるさとに戻したい。彼女には熱い思いがあった。

「埋葬の村」で立ち話をしていると、村の年寄りたちが集まってきた。森の中できのこやベリーを採っているという。院長は危険なので止《や》めなさいと言う。放射能汚染は怖い。ほどほどの、加減のいい生活なんて許されない。危険なモノは食べないようにするしかないのだ。放射能はオソロシイ。

ベトカの地区病院では体内被曝が測定できるようになった。前の年は五六名の市民が体内汚染をしていることがわかった。この年はすでに半期で二四人、新しい高汚染者が見つかった。高汚染者は年一回の詳しい検診を行ないながら、がんの早期発見を心がけているという。

彼女は大人の甲状腺がんが増えていると心配していた。いろいろのがんがあいかわらず多いという。

自然を汚さずに生きたい

ナジェージダ院長は本院と分院と一五の診療所を管理している。北と南にある村は放射能の汚染があまりひどくないと言われているが、一五〜四〇キュリーの範囲で汚染されていた。安心して生活できる数値ではない。汚染が四〇キュリーを超えた土地の住民は、強制疎開させられるが、それ以下の土地では、そこに住むかどうかは自分で選択ができる。

危険はわかっていても、ここで生活せざるを得なくて残った人が多かった。できるだけ新しい情報を流して生活指導をしながら、少しでも健康被害を少なくすることが地域医療の役割だと彼女は言った。ぼくたちは応援する約束をした。

チェルノブイリ原子力発電所の事故から二十年以上が経っているにもかかわ

らず、森は蘇っていなかった。「きのこを食べるな」「ベリーは食べちゃダメ」と村人たちはあいかわらず合言葉のように言い合っていた。

それでもお年寄りは森に入り、きのこやベリーを食べ、体内被曝してしまう。悲しい。

ベトカに行って、核の恐ろしさをまざまざと感じた。

欲望は暴走する。もっと儲けたいと思ってサブプライム・ローンといういかがわしい仕掛けにひっかかった。世界の金融危機も、加減を見失ったために起きた。ほどほどが大事。もっと便利に、もっときれいに、もっと、もっとと、欲望が暴走した。たくさんの電気やモノを消費してきた。「もったいない」というう、ぼくたちがちょっと前までしていた生き方を思い出そう。節約するっておしゃれな生き方だと思う。環境に負担をかけすぎないように生きたい。この地球はみんなのもの。みんなと生きるための作法がある。いいい加減を知ること。

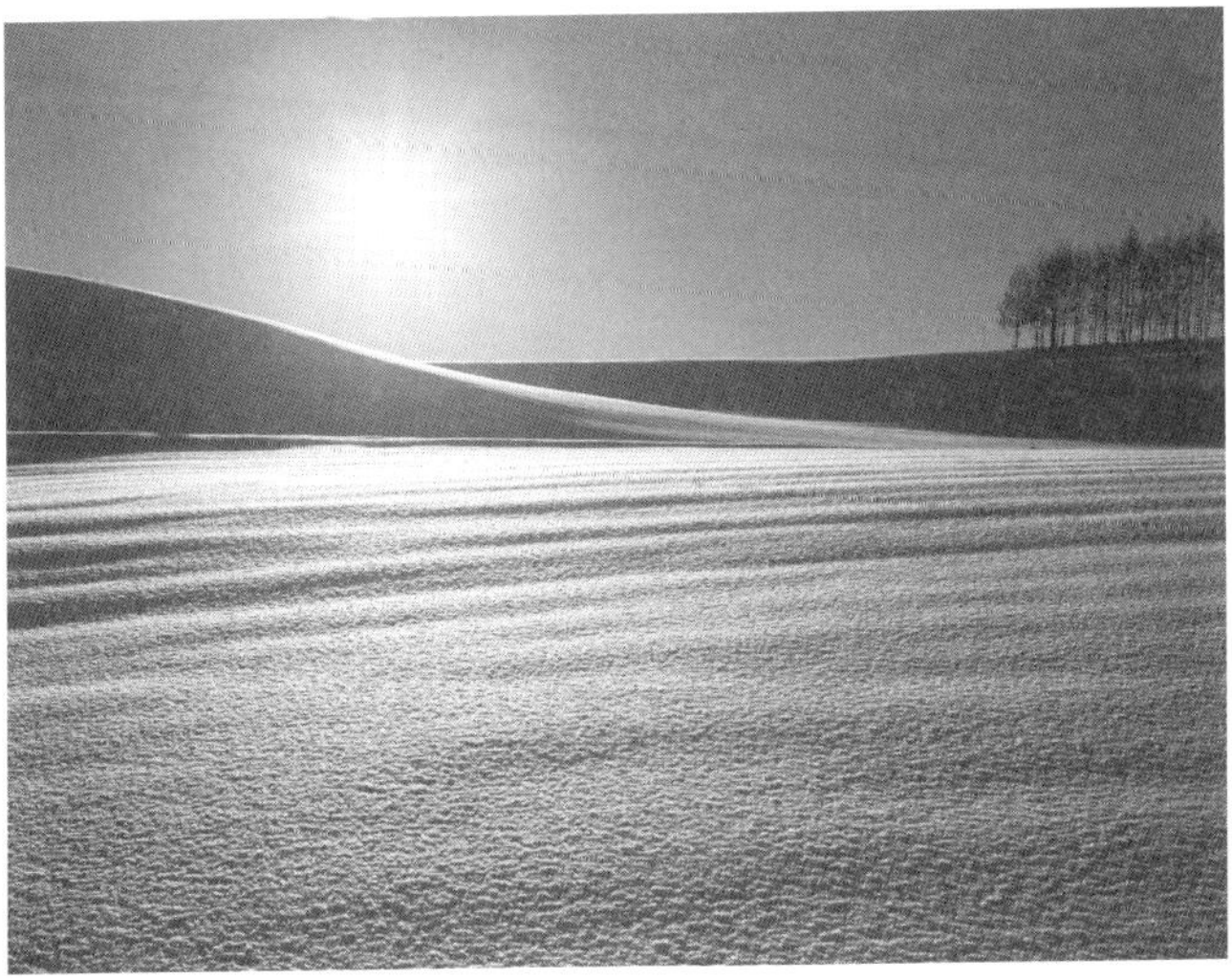

とにかく生きてりゃいい

大企業でバリバリ働くビジネスマンだった。現在は退職して全日本社会人落語協会副会長として、全国各地で「いのちの落語講演会」を催し、たくさんの本を書いている。樋口強さん、五十七歳。

四十三歳の時に直径三センチの肺小細胞がんが発見された。三年生存率が五%と言われた。抗がん剤で肺がんを小さくし、手術を行なった。そしてさらに抗がん剤治療。これが苦しかった。

抗がん剤治療に関しては、外科医と内科医の意見が分かれた。

内科医は「再発の確率の高いがんなので、無駄打ちは止めましょう。再発した時に使うのが一番効果的です」と言った。外科医は「間に合わないかもしれないけれど、今追いかけて徹底的に抗がん剤で攻撃していこう」と言った。

どちらを信じればいいのか、ここで樋口強の生き方が問われた。

病気のおかげ

「私は仕事人間でした。長い間家内を一人にしてきました。さらなる命があるなら、家内のために生きたいと思いました。気がつくのが遅かったけど」

えらい。それまでは、ちっともえらくないけど。つい笑ってしまった。ゴメン。

そう言うぼくも同じだった。家庭的な人ではなかった。娘にお父さんのこと嫌いと言われて初めて気がついた。仕事人間だった。手遅れ一歩手前で気がついた。

「樋口さんが、遅ればせながら気がついたのは、病気のおかげですね」

ぼくが聞いた。

「そうです。あれだけ苦労させながら、ほったらかしてきた。家があればいいじゃないかと。男の短絡的発想です。これはゴメンでは済まないと思いました。

五年生きられる見込みはほとんどないと言われた時は、生きることを否定されたも同じ。もし二つ目の命をもらえるとしたら、絶対に今までと違う生き方をしたいと思いました。カミさんと二人で笑えるような生き方がしたいと。

そう考えると、これは完治を目指すしかないと思いました。徹底的に抗がん剤を使ってもらいました。苦しかった」

尿毒症一歩手前までいき、内科医も、もうこれ以上は無理と何度もストップしかけた。嘔吐の苦しさと、イライラと不安に耐えながら、予定どおりの大量の抗がん剤治療を行ないきった。

苦しい抗がん剤治療が終わっても、再発に対する恐怖との戦いが続いた。なにしろ、九五％は再発すると言われていた。不安との戦いだった。

「夜電気を消して真っ暗になると、自分一人の世界になります。頭の中に、手を替え品を替え、いろんな形で死が近づいてくるのです。死にまつわることが止めどなくやってきます。これはつらかった」

「どうやって脱出したのですか」

「笑いです」。彼が答えた。

生存率五％を生きぬく

「外へ出て人と話をすることと、笑うことを心がけました。もちろんタバコも止めましたが、タバコが肺がんの原因だなんて思わないようにした。今まで吸ってしまったタバコのことを悔やんでも仕方ない。自分の生き方が原因だと思いました。生き方を変えました」

過ぎ去ったことはクヨクヨ考えない。悩まなくていいのだ。

「笑いは、笑わせてもらうだけではなく、自分から笑うこと。笑ってみると、悩んでいたことも苦しんでいたことも、その瞬間ふっとんでしまう。さらに笑わせることもいいと思った。笑いはその場で気持ちを一八〇度変えてくれます」

前向きに彼は生きた。手術直前、彼の肺活量は二九〇〇ccだった。肺切除をして二一〇〇ccになった。その後、肺活量を増やす機器を使ったり、呼吸法やヨガをし、腹式呼吸を意識して落語のトレーニングを行なった。

なんと手術から五年、彼の肺活量は四八〇〇ccにまで増えた。一般男性の平均を大幅に上回っている。肺切除前より倍近く肺活量を増やすなんて、普通考えられないことである。

人間の体は不思議だ。前向きに生き、笑い、希望を持つことで、彼は十四年生きぬいた。生存率五％の病気に打ち勝ったのである。

へこたれない気持ちが大事である。

生きてるだけで金メダル。

とにかく生きてりゃいい。

「がんばる」と「がんばらない」の対決

軽い認知障害を含めると、認知症の人は日本全国で約二〇〇万人いると推定されている。認知症の介護は心も体もくたくたになる。ぼくも、たくさんの介護地獄を見てきた——。

五十一歳の男性が、父を三年介護して看取った。彼の名前は野田明宏。独り者だ。さらに六年近く、介護度Vの重度な認知症の母を看続けている。

母はそろばんが得意。長く会計の仕事をしていた。彼は大学を出た後、世界五〇カ国を放浪して歩いた。母は息子を信頼し、応援してくれた。

二十数年前、彼は、父親名義の五〇万円の定期預金を勝手に解約して、その足で中東へ一人旅に出た。

帰国し、成田から電話をかけると、母は怒るどころか、「良かったわ、無事で。元気に帰ってくれて。お金のことは父ちゃんに内緒にしてあげるから」と言った。いい母だった。優しい母だった。

愛しているからこそ、なげださない

この男はなんで介護から逃げないのか。多くの男たちはあきらめ、施設に預けたりすることが多い。でもこの男は逃げない。なんでなんだろう。

母がまだ元気だった頃、彼は本を書いた。自費出版で八〇万円ほど必要だった。母がお金を出してくれた。「これからも書き続けることを約束してんよ。あんたへの未来への投資なんじゃから」。母は息子を信じていた。いつもこうして支えてくれた。

彼はその母が介護度Vになっても、切り捨てる気にはなれなかった。食べることができなくなった母を看ながら、彼は胃瘻《いろう》を置くかどうか迷った。そして、大好きな母に長く生きてもらうことを選んだ。

胃瘻を入れたことが良かったのかどうか、彼は今も悩みながら、それでも入れてしまった以上は一日でも長生きしてもらいたいと思う。

この男の介護は正直である。「母の首を絞めたこともある」と赤裸々に言う。介護者の心は複雑だ。気がつくと、母がわめきながら泣いていた。自分も泣いていた。我に返り、首から手を離し、母を抱きしめた。すごいのである。

ドストエフスキーは、『カラマーゾフの兄弟』の中で、「人間の心の中には獣がいる」と書いている。獣がいるのである。獣が暴れださないように、家族の絆があったり、いい音楽を聞いたり、良い小説を読む。みんな、心の中に棲《す》む魔物を暴れさせないためなんだ。

男の介護はけっこうすごい

父と母と合わせて八年間、一人の男が介護し続けている。きれいごとでなく、つらい介護をし続けている。

下の面倒もみる。そこに葛藤もあった。

「初めて母の入浴介助をする少し前、どう母に向き合えばよいのか混乱した。混乱している最中、認知症の母がすっぽんぽんで風呂に入ってきた。その時、子どもの頃母と一緒に風呂に入って以来、それこそ四十年ぶりに母の白いものが目立つ陰毛を目にした。母はあっけらかん。私の混乱はなんだったのか。私はその場で大笑いをした」

生きているといろんなことがある。うろたえなくていい。

もんもんとしながら男の介護は続く。

彼は、ぼくが言う「がんばらない介護」なんて信じられないと思っていた。「がんばる介護」しか彼には考えられなかった。ぼくと対決するために、台風の中、岡山からやってきた。そのために母を病院に預けた。

対談が終わる頃、彼はポツリとぼくに言った。

「俺流の介護が変わるかもしれない」

数日間も母を預けっぱなしにすることなど、今まであまりしてこなかった。初めてのこと。

自分も五十歳を超した。遮二無二《しゃにむに》介護をし続けることは難しい。母の介護のことを雑誌に連載や本に書きながら、母の年金と自分の原稿料とで細々と生活してきた。社会的なサービスを上手に利用することも、少し考えなければいけない。そろそろ潮時だと感じた。

「がんばる介護」と「がんばらない介護」の対決は、なんだか和気あいあいの雰囲気の中で終わった。「がんばる介護」もなかなかすごいと勉強になった。うれしかったことがある。このあと彼は社会的サービスを利用するようになった。ぼくの言葉に耳を傾けてくれたのである。がんばったり、がんばらなかったりでいいのだ。

へこたれないことが大事。

縮こまらない

やればできる

「『やれるかやれないかではなくて、やればできる』と女房は言うのです」

加藤隆先生は四十歳。ひげを生やしているが、ハンサムな優男《やさおとこ》である。夫婦で「二十四時間・三百六十五日受け入れ体制」の小児科クリニックを開業した。日本では初めてである。二〇〇一年のこと。緊急用の医療機器の整備や人件費などで赤字を覚悟しながらも、休日夜間加算は一切請求しないという。なんとも赤ひげ的な発想で開業したのだ。

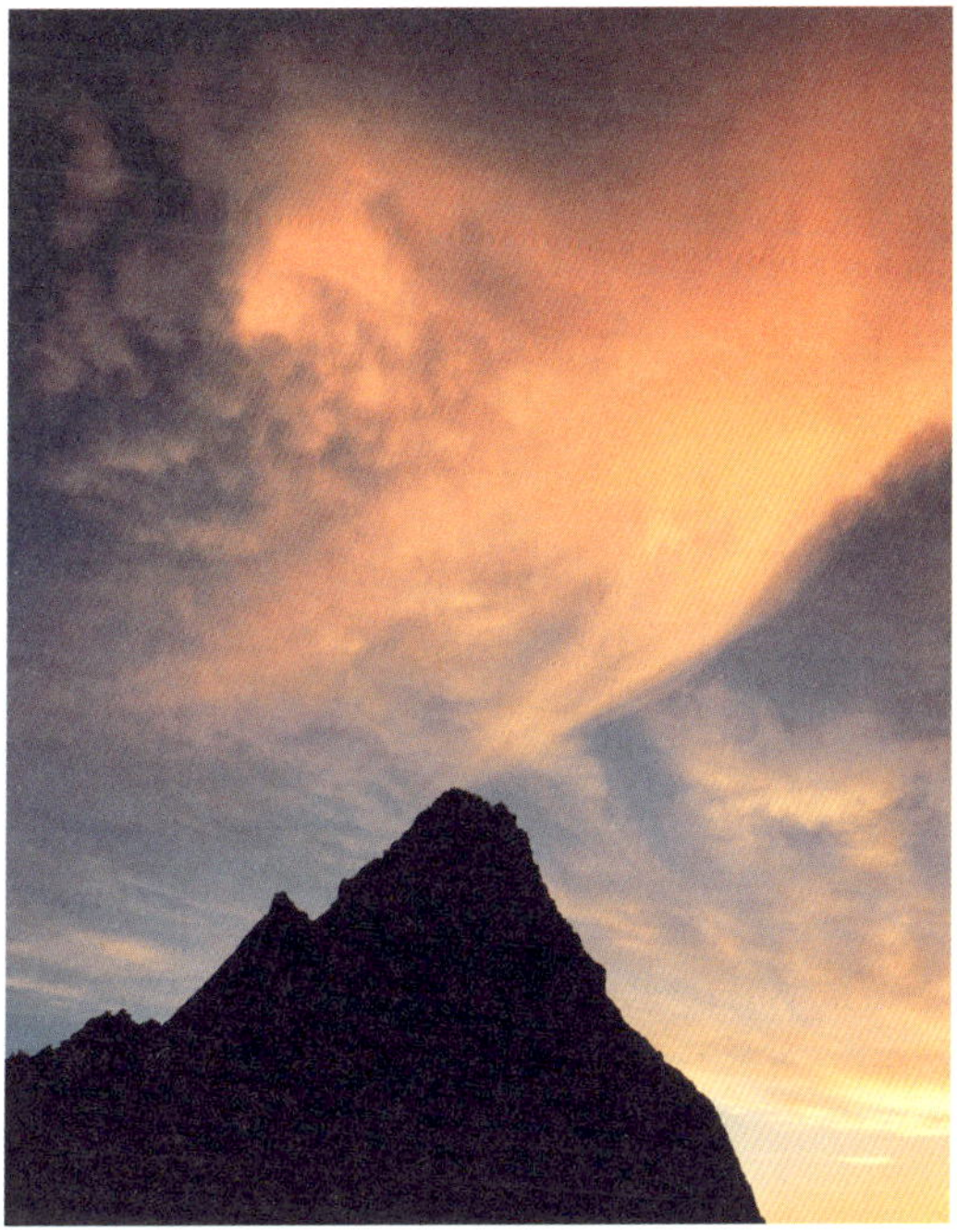

一九九二年に鳥取大学の医学部を卒業した。夫婦は同級生。たまたま自分たちの子どもが未熟児で生まれ、呼吸停止を起こし、小児科に救命してもらった。

精神科医の専門医を目指していたが、夫婦は方向転換を図った。救急病院で小児科の研修を行ない、アメリカに渡って小児救急の腕を磨いた。

「二十四時間診てくれる小児科を皆が望んでいる。でも現状はあまりにも厳しい。正直無理と思ったが、それでもなんとかしてあげたいという妻の強い意志に説得されました。言いだしたら聞かないのです。『がんばってみようかな』『できたらすばらしい』そして、『やればできる』へと心が動いていったのです」

隆先生は笑いながら言う。妻のユカリ先生に引っ張られているのである。ユカリ先生は言う。

「その時の私は何もしてあげられなかった。子どもに助かってほしいと願うだけだった。それから私の人生は変わった」

精神科から小児科への急激な方向転換。勇気のいることだったと思う。しかも若くして自分たちのスタイルの医療に挑戦したのだ。年中無休、紹介状がなくても構わないというスタイルは、当時注目を集めた。週百六十八時間のうち、二人で百五十時間をカバーしたという。

横浜市東戸塚に開業した小児科医院「スマイルこどもクリニック」は軌道に乗り、二〇〇五年には千葉県浦安市に分院を開業した。二十四時間体制で誰でも来られる敷居の低い病院を目指しているという。

「子どもの病気は夜間や明け方に急変しやすいのですが、早めの処置があれば劇的に回復するのも特徴。ぐったりしていたのがうそのように元気になって帰られる患者さんを見ていると、やめられない手ごたえを感じます」

一般の人には一次医療とか、二次医療、三次医療と言われてもわからない。子どもの具合が悪くなれば、親はみんな重症だと思う。とにかくまず診てくれる医者が大事。適切な処置をし、重ければ入院施設もある病院へ紹介してくれるクリニックが地域に必要だというのが、加藤先生ご夫婦の考えである。

ユカリ先生は開院四年目に、当直明けに倒れた。それでも彼女はやめないと言う。小児科が必要な地域へ、「スマイルこどもクリニック」を広げていきたいと言う。

こわがらないことが大事

松本で、イラク南部の都市バスラの教育病院から来たジャナン先生の講演会を行なった時に、偶然ユカリ先生が聞きに来た。

悲惨な状況を聞いて、助けてあげたいと思い、再び夫を動かした。命に対して、とにかくあったかいのだ。ぼくらのやっている日本イラク医療支援ネットワークに協力を申し出てくれた。クリニックのスタッフも参加してくれる。みんなあったかいのだ。

忙しい中、夫婦でイラクの難民キャンプの救援に加わってくれている。

「医療制度がどうだ」とか言っている前に、医療を必要としている人たちに、とにかく医療を提供する。

日本国内の小児医療でも、外国の恵まれない子どもたちのためにも、この夫婦は、とにかく目に物見せようとしている。

なんともかっこいい、仕事ざかりの小児科医の夫婦である。

何十年か前に「あいててよかった」というコンビニのキャッチコピーがあったが、「スマイルこどもクリニック」のような、いつでもあいている小児病院が日本中にできたら確かにいいなと思う。

彼らの夢が達成することを祈っている。「やればできる」と実感する。まず飛んでみる。こわがらないことが大事。飛んだら、全力で走り続ける。あとは、なんとかなる。世界の経済が崩壊し始めた。みんなが縮こまってしまった。こんな時代だからこそ縮こまらない。世界のためにも、この国のためにも、自分のためにも、縮こまらないこと、へこたれないことが大事なのだ。

Ⅴ　よくばらない

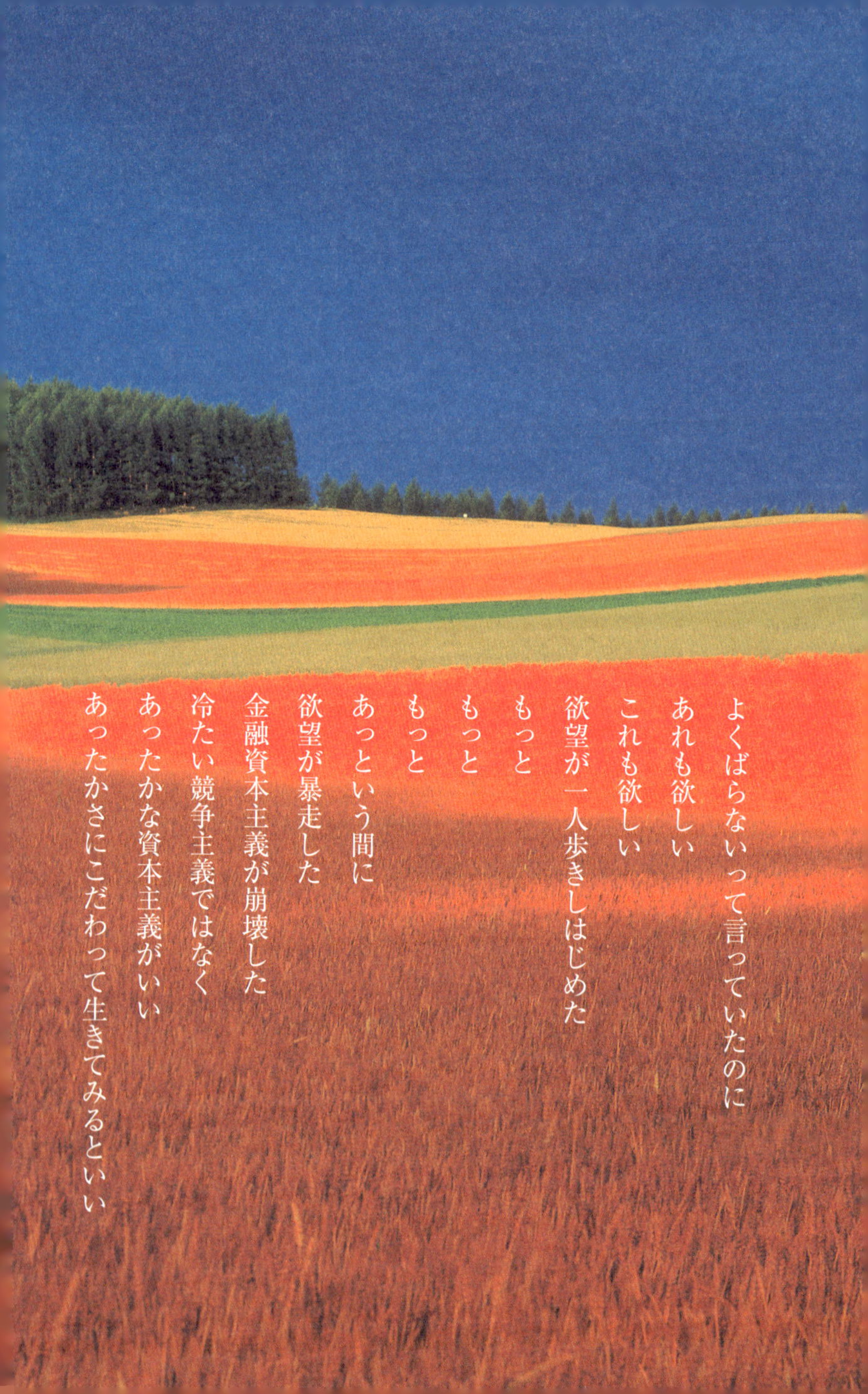
よくばらないって言っていたのに
あれも欲しい
これも欲しい
欲望が一人歩きしはじめた
もっと
もっと
もっと
あっという間に
欲望が暴走した
金融資本主義が崩壊した
冷たい競争主義ではなく
あったかな資本主義がいい
あったかさにこだわって生きてみるといい

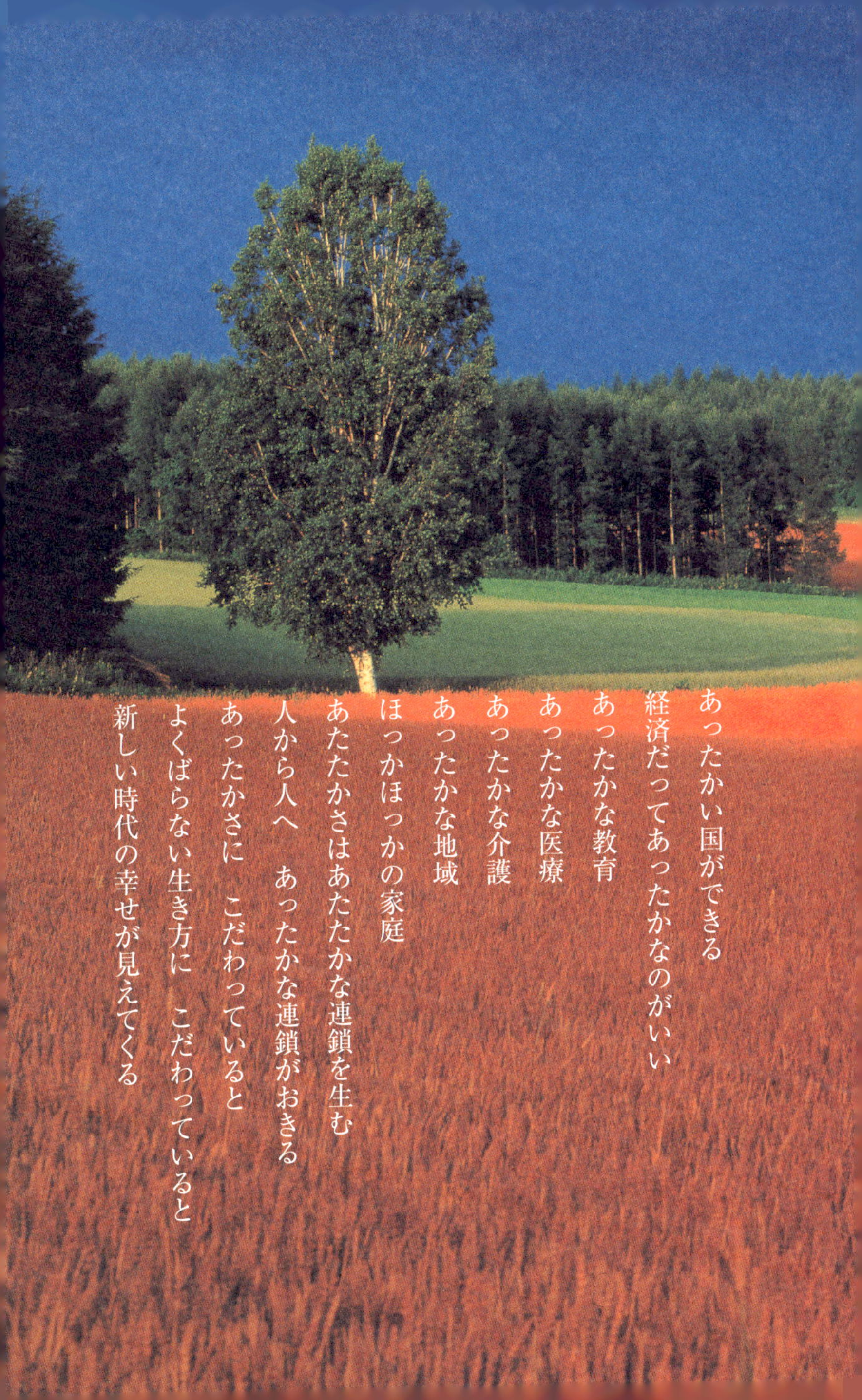

あったかい国ができる
経済だってあったかなのがいい
あったかな教育
あったかな医療
あったかな介護
あったかな地域
ほっかほっかの家庭
あたたかさはあたたかな連鎖を生む
人から人へ　あったかな連鎖がおきる
あったかさに　こだわっていると
よくばらない生き方に　こだわっていると
新しい時代の幸せが見えてくる

「求めない」生き方、「がんばらない」生き方

憧れの人と会った。八十五歳、伊那谷の老子といわれている。

六十歳で恋をした。家庭を捨て、好きな人のところに走り、そしてその女性にも去られた。

「なるようにしかならないんですよ」

なんとも味な返事が返ってきた。チャーミングな人だなと思った。

食事をしながら、ぼくはとても聞きづらいようなことを聞いてしまった。

笑いながら、ゆったりと受け止めてくれた。

加島祥造さん。体は小さい老人だが、なんとも大きな人だなと思った。

「いろんな意味でつらかったけれど、いろいろなしがらみから自由になれた」

うん、きっとそうなんだと思った。

求めすぎないと生きるのが楽になる

『老子と暮らす　知恵と自由のシンプルライフ』（光文社）という本の中で、こう書いている。

「ぼくの文学の仕事は、しゃべり言葉のリズムが中心です。翻訳をする時もこれだけは強く意識しますね。話す言葉は息がこもっている。息は命であり、息のこもった文学は生きているからです」

ぼくも本を書く時にはいつも、息遣いを意識しながら文章をつくってきた。ひと息で読み切れる短いセンテンスにこだわっている。おんなじ人がいるなと思っていた。

『求めない』（小学館）という本が出た時、驚いた。隙間がいっぱいでとてもいい本なのである。

「求めない――
すると
簡素な暮しになる
求めない――
すると
いまじゅうぶんに持っていると気づく」
わあ、負けたと思った。すごいと思った。
求めないといったって、人間はどうしても求める存在なのだ。
ほどよいところで止める。
ソレガポイントダ。
うん、同じことを考えていると思った。伊那谷の老子は笑いながら言った。
「ぼくから見れば、鎌田さんはがんばらないなんて言いながら、とんでもなく
がんばっているよ」
そのとおりだ。「がんばらない」と言いながら、チェルノブイリに行った

り、イラクに行ったり、日本中をかけ回ったりしてがんばっている。お見通しだなと思った。

「ぼくも求めないと言いながら、けっこう求めている。でも、自分の好きなものを求めているだけで、余計なものまで無理に求めて集めようとしているわけじゃない」

伊那谷の老子はこんなことも言った。

「自分の生きる楽しさを犠牲にして、名誉や地位を追う者は、実はいちばん取り損ねている人だ」

伊那谷の老子は英文学者だ。ところどころに出てくる英単語がキーワードになっていることが多い。

「宇宙に満ちているエナジーとぼくたちはつながっているんだ」

なんか、わかったような気になってしまう。

「ヒア、ナウ。今、ここが大事なのだ。過去から来て、今に至っている動きと、これから先へ行く動きとの接点、これが今。しかし、今、ここはいつも固定していくわけではなく、動いていくことが大事なのだ」

老子の大きな思想が、展開されていく。

「ぼくのことを人は詩人、画家、翻訳家、元大学教授などと、分裂した存在として扱う。でも一人でいると、そんなジャンルを超えた、ただの自分に戻ることができる。それがトータルということです。分裂した自己からトータルな自分になれば、もっと平静なものになる」

老子の「無為」という言葉の意味を質問した。

「何もしないということではなく、自然に反した余計なことをするな、ということ。生きるという欲望は絶対で、子孫を残すという欲望も絶対。それが傷つけられるようなことがあれば、それを求めて、回復しなくちゃいけない。自分の命を守るためのものが備わったうえで、なおかつという部分に対して、がんばらないとか、求めないとかがあるのです」

うん、なるほどと思った。

老子に「中気《ちゆうき》」という言葉がある。ぼくは、老子の言う「中気」と、ブッダの「中道《ちゆうどう》」と孔子の「中庸《ちゆうよう》」には、どんな違いがあるのか、聞いてみた。

「三つとも、バランスの大切さを言っている」と伊那谷の老子は言った。

「真ん中に道があるわけではない。あらゆるものの中で、バランスのとれたものが中道であると言っている。中道というのはどこにも定まったことはないけれど、原理としてはこれがいちばんすばらしいということだよ。バランスという原理が中道なのであっても真ん中にある道ではないし、人によって違う。だから、教えることなんかできない。今日のぼくの中道と、明日のぼくの中道はもう違うんだ。それはだれでもそうなんだ。毎日、年をとったり、環境が変化したり、同じ人間でもおかれている状況は違っている。それに対する感覚があるかどうかが大事なんだ」

ぼくはさらに食い下がった。孔子の中庸と老子の中気はどう違うのだろうか。加島先生は答えた。

「孔子の言う中庸は、社会体制内のバランスで、老子の言う中気は天と地の間の大きなバランスで、バランスという点では同じだけど、働きが違っている。

小さなバランスをとれば小さな道にしかならない。

大きなバランスをとれば、大きな道ができる。

孔子は社会の秩序の中で中庸と言っている。

老子の意識は見えるものだけにつながっている。

戦前までの日本は倫理も何もかも孔子中心の儒教の政治思想だった。それが戦争に負けてくずれた。けれどもだれも不便を感じていないでしょ。孔子によって狭いところの中道を歩まされたけれど、今は老子の大きな中道を歩いているよ。鎌田さんのがんばらないというのも、まったく老子の実践ですよ」

「政治家を批判する時に、無為無策という言い方をします。この無策を、無作為と考えると、本当はいい言葉になりませんか」。ぼくは聞いた。

「無為無策と無作為では質が大きく違うけれど、本当は同じことを言っているんだよ。鎌田さんの本、『いいかげんがいい』じゃないけれど、いいかげんとよい加減がふたつ同じことを言っているのと同じなんだ。じつは無作為という言葉ほど、東洋の芸術や人間のあり方において重要な言葉はないかもしれない。無造作も無邪気も、じつは造作がなかったり、邪気がないわけですから、いい言葉なんですよ」

タオの思想を教えられた。

作為なんてなくていいのだ。

計算しない生き方でいいのだ。

あるがままを受け入れて、自然体で生きる。これでいいのだ。

邪気がない。悪気がない。純な心で生きる。これでいいのだ。

がんばらない生き方も、いい加減な生き方も、老子の宇宙に近いと言われた。うれしかった。

いつか近々、伊那谷を訪ねたいと思った。大きくて、かわいらしくて、風格があるタオイストとぼくは一緒に上諏訪温泉に入った。

金融危機の時は心を磨こう

ぼくはこの数年、「ウエットな資本主義」という言葉にこだわっている。資本主義は放っておくと競争が激化し、ぎすぎすし、ドライになる。当然、格差社会を生む。資本主義を継続させて発展させていくためには、資本主義の土台のところにあたたかな血を通わせなくてはならない。

しかし、ぼくたちの国はこの十年くらい、アメリカの真似をし、市場原理や新自由主義の発想が取り入れられ、一気にぎすぎすした国になった。

熱意があればなんとかなる

稲盛和夫さんにお会いした。京セラやａｕを創った人である。「鎌田實・いのちの対話」というＮＨＫのラジオ番組に、ゲストとしてご出演いただいた。前の日から夕飯をご一緒した。いくつもびっくりさせられることがあった。二つの企業の名誉会長に身を引いた後、彼は得度をしている。諏訪にも来て、若いお坊さんたちと一緒に托鉢《たくはつ》をしたという。二日間町を歩いてお布施をもらい、地域の福祉事業に三十数万円の寄付をしたという。

彼が何百億もの寄付をし、社会貢献をしているのはよく知っている。それだけでなく、自ら汗をかいて人のために働くこともできる人。すごい人だと思った。よくばらないことの大切さを知っている人だ。ぼくは『いいかげんがいい』（集英社）という本を書いた。加減が大事だと思ってきた。この人の加減のよさは並はずれている。ＫＤＤＩという通信事業が成功し、上場した時も苦労した職員にはキャピタル・ゲインをもって労に報いたが、自分は一切の株式を取得しなかったという。腹がすわっていて、身がきれいなのだ。求めない生き方を実践している男。あったかでウエットな資本主義をカタチにして見せてくれている。

彼は恵まれた環境に育ったわけではない。「ぼくの父は小学校しか出ていないけれど、かつて日本は教育力のある国で、ぼくは大学へ進学することができました」とぼくが話したら、稲盛さんも「ぼくの父も小学校しか出ていません」と話してくれた。

彼は中学受験に失敗している。その直後、結核にも冒された。大学受験も医学部をめざしたが失敗しているという。人生の後半、胃がんにもなった。順風満帆で、運に恵まれた人では決してなかったのである。厳しい状況の中を生きぬいてきた。なんとも勇気をくれる人である。

「運命を変えてくれるのはただ一つ、自分の心である」と彼は言い切った。

「人生の結果＝考え方×熱意×能力」ということを熱っぽく説明してくれた。能力がなくても、熱意があればなんとかなる。能力や熱意が十分あっても考え方が悪ければ、人生も仕事も良い結果は生まれない。

船場吉兆が、客の残り物を使いまわして他の客に出していたということがわかった。これをもって船場吉兆は、廃業への道をたどることになる。船場吉兆といえば高級料理店だった。そこで働く人たちは熱意や能力にあふれていただろう。

しかし、いくら熱意や能力で一生懸命仕事をしても、考え方にマイナスがかかってしまうと、人生や仕事の結果は、掛け算をすればすべてがマイナスになってしまう。考え方というのはとても大切なのだ。

自ら燃えることのできる人に

「かつての日本のように、ＧＤＰの伸びが五％とか七％とかなくてもいいんですか」とぼくが聞くと、彼はニコニコしながら「ＧＤＰの伸びは低くても構わない。ＧＤＰを無理矢理上げると、地球を傷つけたり、必ず弱い人など、どこかに傷をつける。ＧＤＰを異常に高くする必要はない」と言い切った。経営者なのにすごいなと思った。

六十歳からの二十年は死への準備に充てるべき期間と明言した。

「生まれた時よりも少しでも良き心、美しい心になって死んでいく。これが大事なのです。人を見ていると、どんなにまわりが燃えさせようとしても、不燃物のようにまったく燃えない人もいます。ちょっとこちらが刺激してあげれば、燃えることができる人もいます。そんな人は可燃性の人。でも大事なのは、自然性の人。自分、自ら燃えることのできる人。燃える人間になってほしい」

彼は常に人のために生きることを忘れない。いつも燃えながら生きている。すごいなと思った。

稲盛さんのように、優れた能力を持ち、努力をし、温かな思いのある経営者がたくさん増えることが、ウエットな資本主義をつくるためには必要だと思った。日本もまんざらではないな、とうれしくなった。

よくばらない生き方はかっこいい。

よくばらない生き方はおしゃれだ。

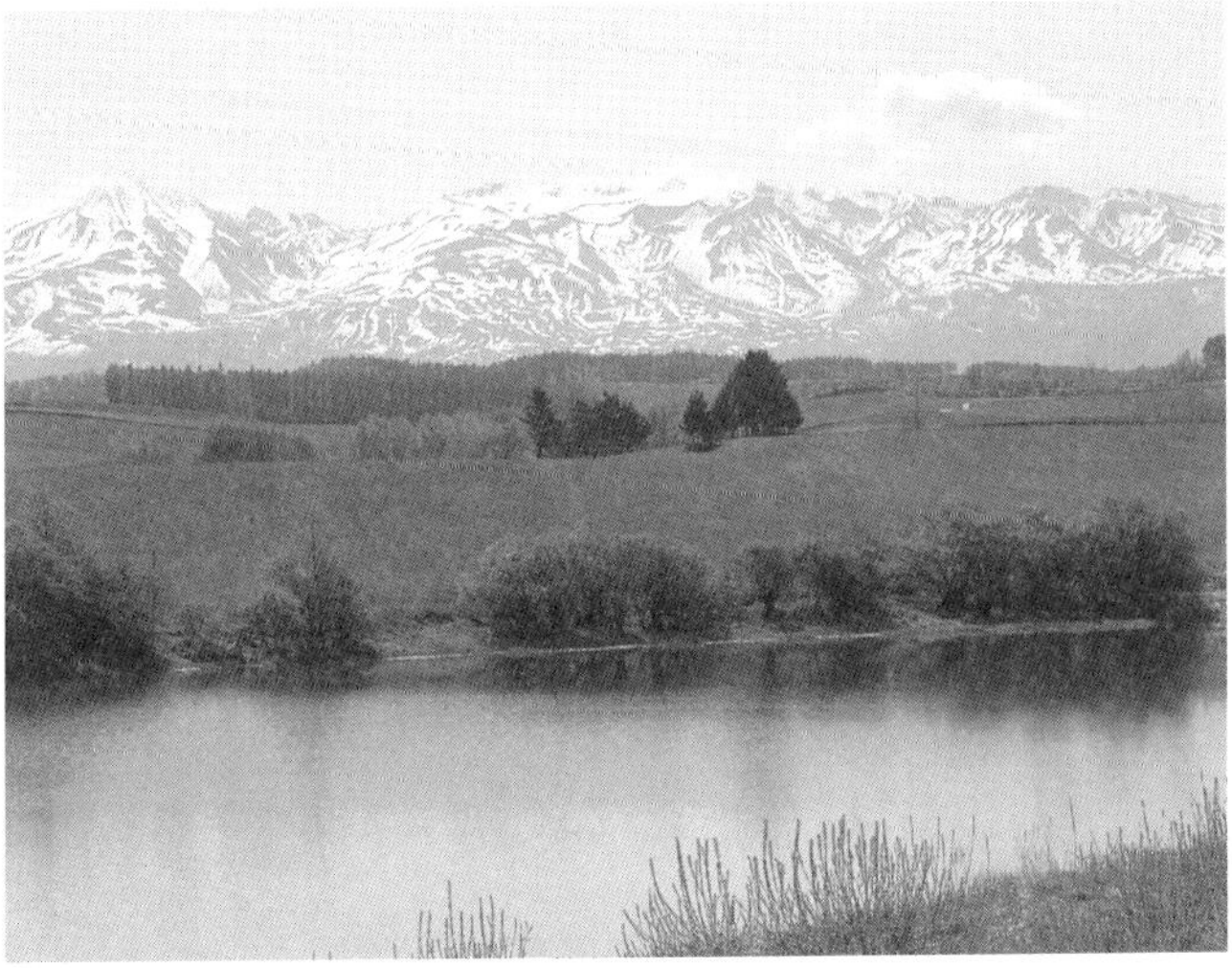

人と同じことをしなくてもいい

同窓会や同級会に顔を出すことはなかった。思い出に浸るのが好きではない。母校の講演会「都立西高の夕べ」に呼ばれた。断れなかった。杉並公会堂で行なわれた。一〇〇〇人以上の人が集まった。タレントの芳村真理さんが司会をしている。鎌田が東京へ来るからと、高校一年の時のクラス会を開いてくれた。

高校時代、ぼくは剣道をしていた。剣道初段である。技は一つしかできなかった。ふわっと面を空ける。相手がすかさず面を打ってくるところを、一瞬相手の左脇の下に入り込み、抜き胴をするのである。技はこれだけ。これで随分対外試合に勝ったが、本物の剣道からはほど遠く、邪道だった。生き方も同じように、本流からはずれて田舎医者になってしまった。邪道を生きている。

同級生の中に優れた剣士が一人いた。好村兼一。彼の剣道はすごかった。東大三年生の時にフランスに渡った。

大学も途中でやめてしまったらしい。こういうムダが大好き。

それ以来、フランスで剣道を指導している。有名大学に入って剣道のセンセイ。このチグハグがいい。誰に師事することもなく一人で、八段をとったという。群れない人間って大好き。

その男から一冊の本が送られてきた。『侍の翼』(文藝春秋)。衝撃の小説家デビューである。おもしろい。泣かせる。著者と同じ還暦を迎えようとする武士の話である。由井《ゆい》正雪《しょうせつ》や丸橋《まるばし》忠弥《ちゅうや》、幡随院《ばんずいいん》長《ちょう》兵衛《べえ》などの歴史上の人物が出てきて、ハラハラ、ドキドキさせる。生きるとはどういうことなのか、人生のすごさや素晴らしさが、見事に描かれている。

彼は剣道の原点を求めて、剣術書や歴史書をたくさん読んできたという。はじめの奥さんは美しいパリジェンヌ。おもしろい生き方をしている。彼はフランスから、藤沢周平のようなあったかな物語を、これからも殺伐とした日本へ送り込むつもりだ。

昨年、『文藝春秋』のグラビアの写真撮影で、日銀を引っ張るリーダーの一人になっている女性や、東大教授になっている奴と、卒業以来初めて会った。なんだか、みんなすごく偉くなっている。当時は一学年で東大に一五〇人くらい入る病的な学校だった。その中で、ぼくは劣等生だった。

高校時代のマドンナにも会った。淡い思いがあったのに、「カマタクンはとにかく汚かった」と会うなり言われた。ショックだった。カマタは無頼だったとも言われた。確かに怖いもの知らずだった。その池田香代子と二人で『黙っていられない』(マガジンハウス)という一冊の本を書いた。命や平和のことを二人で論じ合った。

池田香代子は、『世界がもし100人の村だったら』(マガジンハウス)や『ソフィーの世界』(日本放送協会)を出し、哲学ブームを巻き起こした。二冊のミリオンセラーを持つ女性。高校時代は無口で物静かな女の子だった。大江健三郎さんたちがやっている憲法九条を守るための九人委員会のメンバーとして活躍。この人は「こわがらない」「おそれない」人になった。

多くの人は何かを失うのではと思い込んで、言いたいことも、言わなくてはいけないことも、グッと我慢して言わなくなった。そうやって、この国のカタチも、企業や地域も、家族のあり方も変質していった。

おそれることは、そんなにないのになあ。

リスクのある道を選んでもいいのだ

大学を卒業した。三十五年前のことだ。医者がいなくて困っている病院があった。医者が四人しかいない。累積赤字四億円。田舎のつぶれそうな、どうしようもない病院。先輩から、都落ちしてはだめ、一生偉くなれないぞと忠告された。

東京の国立大学を卒業して、同級生の中で、当時一人も、東京を離れる若い医者はいなかった。だからこそ、ぼくは都を下った。父の言葉が支えとなった。「弱い人を助ける医者になれ」。

人は中央へ、大きな組織へ、大きな会社へとあこがれる。だからこそアマノジャクなぼくは、弱い人を助けるために地方へ、ちっぽけな病院へと向かった。人と同じことをしない人間が時々いる。これが大事なのだ。

三十五年前の四億円はとても大変な額だった。借金を返し、二万坪の土地を買って、困っている患者を投げださない病院をつくった。病院のまわりに特養やホスピス、老健、回復期リハビリ病棟などを次々につくっていった。貧乏だった病院に二〇億円ほどのお金もたまった。若い人にすべて譲った。五十五歳で勇退した。定年より十年早い。チェルノブイリやイラクの病気の子どもたちを救う活動を始めた。

下ること、小さなところへ行くこと、リスクのある道を選ぶこと、これも人生。

だから人生はおもしろい。

サプライズが感動を呼ぶ

人生って、急展開をする時がある。

だから怖いし、だからおもしろい。

一人のホテルマンがいた。林田正光。チェーン展開するホテルに勤めていた。仕事に没頭した。それなりに成果を得、会社での地位も上がっていった。

バブルがはじけ、ホテル業界全体が厳しい状況を迎え始めた時、彼は四十八歳で胆管狭窄《きょうさく》症のため黄疸《おうだん》を起こした。

体がだるくてまったく動けなくなり、手術をした。経過は順調ではなかった。治るのに時間がかかった。営々と築いてきた会社での地位は一気に剝奪《はくだつ》された。そんな時、彼は、世の中ってそういうものだと割り切ることができたという。ここがちょっとすごいところである。

大学を出ていない。英語をペラペラしゃべれるわけではない。コンピュータが得意なわけでもない。彼は自らの欠点を笑った。自分のハンディを笑いの種にできるってすごいことだ。しかし、叩き上げのホテルマンとして顧客サービスをていねいにやってきた自信はあった。人のつながりだけが財産だった。

一九九六年、開業前のリッツ・カールトン大阪に営業支配人として採用された。その後、営業総括支配人となり退職。リッツの伝説的なホスピタリティを学んだことで彼の人生は変わった。その後、二つのホテルの社長兼総支配人を務めた。現在は、顧客満足の企業研修をする会社をつくって全国を飛び回り、年二〇〇回以上の講演をこなしているという。

病気をしなかったら、リッツに勤めることもなかった。本物のおもてなしの心を磨くこともなかった。ホスピタリティの本を書いたり、講演をしたりすることはなかっただろう。人生は不思議だと語った。

病気なんて嫌なものだが、何が人生を急展開させるかはわからない。しかし彼が運だけで今の生活を勝ち得たわけではないことは、間違いない。

欠点を直すより、長所を磨こう

評価が上がり人気が出てくると、ホテルは満室になることが多くなった。お客様のご予約を受けられない時、「あいにくご予約で一杯でございます」と言って電話を切るのでは普通のホテルだと林田は言う。

「私どものホテルは一杯ですが、明日のご予約ですから、もしお困りでしたら、近くの同ランクのホテルの空き状況と料金を調べてご連絡いたします。いかがいたしましょうか。よろしければ、私どものほうでご予約の手配もさせていただきます。同業ですので割引できないかも伺ってみます」と答えるように教えるという。

なにもライバルを紹介する必要はないと思われるかもしれないが、お客様は部屋が取れずに困っている。「そのお困りを解決するお手伝いをさせていただくのが、質の高いホスピタリティマインド」だと言う。これがお客にとってサプライズなのだ。

すごいと思った。こうしてリッツ・カールトン大阪の伝説は生まれたのだろう。

サプライズは感動を呼ぶ。人は感動したことを黙ってはいられず、何人かの友達に話をする。これがそのホテルの評価を高める。お客様のことを第一に考えて、ライバルのホテルを紹介してあげる。

よくばらない発想だ。

資本主義って、原点は競争だ。たしかにそのとおり。

でもよくばりすぎる資本主義や競争主義はけっこうモロイ。

貪欲は自らの身をほろぼす。

よくばり金融経済が崩壊した。

経済はできるだけ多くの人を幸せに生きられるようにするためにあるはず。

よくばりすぎない、あったかな経済が大事。

厳しい今だからこそ、原点に戻ればいい。

政治もあったかい国づくりをすればいいのだ。会社も学校も、家庭も「あったかい」ことにこだわってみたらどうだろう。百年に一度の経済危機もかえってチャンスになるかもしれない。市場経済という邪道にぼくらは迷い込んでしまっていた。幸せを実感しながら生きることのシステムをもう一度つくり直せばいいのだ。

NOと言わないホスピタリティ

大病をしても、大学を出ていなくても、英語ができなくても、コンピュータに弱くても、乗り越えることができる。自分の欠点に目を向けるのではなく、自分の長所を生かして林田は乗り切った。

お世話になるとすぐにファックスでお礼の言葉を書くという。相手が「もうこの時間に働いているのか！」と思うような、翌日の早朝七時頃にはお礼のファックスを入れる。自分のことを心に残していただきたい。何かあった時に自分に相談していただきたい。いつでもお手伝いさせていただきたい。そんな思いだという。

一番大事にしてきたものは、と聞くと、「NOと言わないホスピタリティ」と答えた。お客様のご相談には簡単に「できません」は言わない。なんとかできないかと努力するという。

得になることとしかしない人がいる。かわいそうな人だ。よくばらないことが大事なのだ。

人を大事にするおもてなしの心を身につければ、どんな仕事にも役に立つ。それだけでなく、家族や友人との人間関係もよくなる。

ホスピタリティってすごい。

おもてなしの心は、あなたの人生を変える。

年が年中がんばらなくてもいいけど、大事な時にはがんばろう

創業百年の店がつぶれかけた。京都で有名なカバン屋さんである。「一澤帆布」のカバンは、作ったただけその日のうちに売れると評判だった。行列のできるカバン屋さんにしたのは、四代目の信三郎さんである。

三代目の信夫さんが亡くなった後に出てきた二通の遺言書。これが百年にわたる名店にごたごたの起きた原因だった。裁判は日付の新しい遺言書を有効とみなし、信三郎さん夫婦はすべてを失った。

一澤帆布という名前も使えなくなった。あれほど慕われていた名前を使えないというのは、致命傷になりかねない。ブランド店といっても小さな店。ましてや、家族のごたごたである。企業イメージは悪くなるに決まっていた。

しかし、信三郎さんはへこたれなかった。「信三郎帆布」という新しいブランドを興したのである。

へこたれない姿勢が大事

信三郎さんの飄々とした、あたたかな会社づくりが、かつての一澤帆布を作った。自分で働けると思う社員は、いくつになっても働き続けることができる。八十歳を超えても、ミシンが踏める者は、仕事が続けられる。

スーパーモデルやタレントが使いだし、一気に全国展開できるチャンスは何度もあったが、小さなていねいな仕事にこだわった店づくりをしてきた。

信三郎さんについていった職人たちは、ここぞとばかりに能力を発揮し、次々と新しい感覚のカバンを作りだした。使いやすくておしゃれなカバンが、どんどん作られていった。

へこたれない企業というのは強いものである。開業一日目から、今までにもなかったほどの売れ行きが止むことなく続いた。日本人特有の、判官びいきがあったかもしれない。すべてを失った信三郎さんに対する、応援してやろうという想いが、新しいブランドの立ち上げを助けたように思う。

京都の町を中心に、信三郎さんを応援する会ができた。もともと一澤帆布のファンだという人たちも信三郎さんの応援にまわった。裏千家の家元や大学の教授たちも信三郎さんを応援する会に加わった。

知らない人たちからも、どんどん応援の寄付が集まった。京都の人情。事務局は怖くなってしまい、後援会長である真珠庵の山田宗正住職は、会員の募集を休止したほどだった。

仲間がいる。これがすべて

事務局長の祇園の寿司屋、中一の大将が陣頭指揮をとる。新しい工房を探してくれる仲間ができた。ミシンを一日で新しい工房へ運んでくれる仲間がいた。

信三郎さん夫妻は、開店の日のお客は数百人と予想していたが、二人のガードマンと三〇〇〇枚の整理券を用意する仲間がいた。

地元新聞の一面を買い取って、裁判の誤りを訴えようともしたが、「後ろを向かず、信三郎帆布の新しいグッズを宣伝しよう」と提案してくれる仲間がいた。工房も店も車も、すべてを失ったが、いい仲間がいた。

一番すばらしかったことは、スタッフ全員が信三郎さんについてきたこと。これが、すべてを物語っている。八十八歳の叔父、恒三郎さんの言葉がうれしい。

「信三郎にしか一澤のカバンは作れない」

いつもおしゃれで、バカボンのパパのように飄々として、おもしろくて、優しく、嫁を頼りにしていた信夫さんも、きっとあの世で「信三郎、よくやったぞ」と思っていると思う。

信三郎帆布として、グーンと新しい感覚でスタートを切った。すばらしい評価である。飛ぶように売れている。古い歴史を背負いながら、ワクワクするようなカバンができた。すごい。

信三郎さんはズーッと脱力系で生きてきた。無理な拡張はしない。チェーン展開なんかしない。売れるから、ドンドン作ればいいとは彼は考えなかった。作りすぎない。無理しない。よくばらない生き方がいい。ぼくらのNPO、日本チェルノブイリ連帯基金（JCF）の応援をしてくれている。JCF特製のトートバッグを作ってくれている。JCFがお金集めに困っている時、朝日新聞全国版の一面を広告で買い取って、JCFの宣伝をしてくれた。かっこいいのだ。

しかし、しかし、今度は違った。脱力系の男ががんばった。へこたれず、あきらめなかった。よくばらないけど、投げださなかった。

二〇〇八年、もう一つの裁判が新しい判決を出した。信三郎側の主張がほぼ全面的に認められた。世の中、まだまだ捨てたものではないと思った。

よくばらなかったら奇跡が起きた

へこたれない一人の女性がいた。今から十年前、彼女は近くの大きな病院で乳がんの手術を受けた。十五個とったリンパ腺のうち十四個にがんのリンパ腺転移があった。化学療法を行なったが、すぐに再発した。主治医は冷たかった。ショックだった。

がんは数え切れないほど、方々に転移していた。六人部屋の真ん中のベッドで泣きたくても泣けなかった。患者Aではなくて、心を持った一人の人間なのに……。悔しかった。それでも我慢した。離婚して、子ども二人を育てている。子どもはまだ小さい。私がいなければと歯を食いしばった。仕方なく、放射線治療をすることになった。

見放されてもあきらめない

泣く泣く受けた放射線治療も効果はなかった。厳しい現実と冷たい医療から逃げたかった。乳がんの腫瘍はどんどん大きくなった。割れたザクロのようになった。ガーゼを換えても換えても血性の浸出液があふれ出た。

六年前、諏訪中央病院にやってきた。がん性胸膜炎で片肺がつぶれていた。頸部のリンパ腺転移のため、気道が圧迫されていた。いつ呼吸が止まってもおかしくなかった。ぎりぎりの土俵際に追いつめられていた。

主治医が朝晩、顔を見せ、わかりやすく説明してくれた。冷たい医療に嫌気がさして、消極的になっていたが、本心は、生きたいと思っていた。諏訪中央病院が気に入った。彼女は化学療法を受ける決断をした。

少しずつ抗がん剤が効き始めた。へこたれない彼女の心は強かった。不思議なことが起こった。がんが消えていった。諏訪中央病院に来て三年、ついに職場復帰を果たした。

離婚にもへこたれず、がんにも、再発にもへこたれず、冷たい医療にもへこたれず、手術をした医師が彼女の命を見放しても、彼女は自分の命を見放さなかった。〝おぼれる者は藁《わら》をもつかむ〟という言葉を思い出した。彼女は苦しい状況の中で、藁をつかんだ。ぼくらの病院は藁だったのだ。しっかりしたヒモをいつまでも探さなくてもいい。つかめるものがある時は藁でもいい。つかんでしまえばいい。時には不思議なことが起きる。一本の藁で泥沼から脱出した。藁だろうが、蜘蛛《くも》の糸だろうが、えり好みをしない。信じて、這《は》い上がることが大切なのだ。

人生を変えるのは自分自身。人生の途上で、つらく苦しく、ピンチに立たされても、心だけはへこたれないようにしよう。へこたれなければ、いいことが起きる。

その後、右側に乳がんができた。再び熾烈《しれつ》な戦いが始まった。信じられないような笑顔が続いた。自分は幸せだと言う。この笑顔がなんとか、がんの勢いを止めているのだ。

「昨日で諏訪中央病院に受け入れていただいて、丸六年が過ぎました。末期がんだったのに、夢のようです。ありがたさと幸せに、太った体が満たされております。本当にありがとうございます」

机の上に手紙が置かれていた。笑ってしまった。太った体で幸せを感じているのか。ちょっといいと感謝をする。よくばらない人だ。

その数日後、彼女がぼくの部屋にお茶を飲みに来た。コーヒーを二人で飲みながら話していた。

「そうだ、医学生にあなたの気持ちを話してくれませんか」とお願いをした。

「お安い御用です、いいですよ」

諏訪中央病院には全国からたくさんの医学生が勉強にやってくる。さっそく四人の医学生と会ってくれた。

「六年前、諏訪中央病院に来ました。はじめは外科医が診てくれました。外科医は無理をしないという結論を出した。すると、腫瘍内科医が、わずかな可能性を考えてくれました。ほかの病院で見捨てられた時は本当に悲しかった。この病院ではみんなが何とかできないかと考えてくれる。私はうれしくなった。

乳がんからの滲出《しんしゅつ》液をなんとかしてと思っていました。ガーゼを取り替えても一時間くらいでビチョビチョになってしまっていた。あとはホスピスかなあって。分子標的薬の治療も私ははじめ気が進まなかった。でも、先生たちの全力投球を私は断れなかった。奇跡が起きた。骨に転移があったのに、胸膜に転移があったのに、がんが消えたのです。

この病院の先生たちは、厳しいことは厳しいと正直に話してくれる。でも、その話し方があったかい。反対側の乳がんが再発した昨年の秋に、私はあと数カ月の命と言われた。私はそういうふうに言われても、怖くなかった。病院全体があったかいので、何だか支えられているような気がして、まぁ何とかなるか、と私は思えた。そうしたら本当に何とかなってしまった。

年を越してもう秋。私はこんなに元気なの。皆さんは勉強をして、立派なお医者さんになっても、簡単にあきらめないでほしいと思います。そして、もう一つ忘れないでほしいことがあります。助けてあげられない時でも、もうやることはないと思わずに、支えることはできると思ってほしい。患者は救われます」

こんな勉強は大学病院ではできないだろうな、と思った。学生のために、患者さんがボランティアをしてくれている。いい医師が一人でも多くなることを願って、患者さんが自分のつらい話をしてくれているのである。助けられる患者側が時には医療を支えたりする。

「私はいつもがんに話しかけている。消えなくてもいいから、ほどほどにしていて。あまりあなたが大きくなると、私が死んでしまう。私がこの世からいなくなれば、あなたも生きられない。どうも、がんは私の声が聴こえるらしい……」。彼女は笑いながら言った。

自分の生き方は自分で決める

体は不自由だけれど、私は自由

風《ふう》ちゃんは四十五歳。脳性麻痺で体感機能障害がある。両手はまったく使えない。字を書くのも足で。二本の箸も足で持つ。

ご飯を手で口に運ぼうとすると、一口食べるのに一時間かかる。足で食べるのも時間がかかるが、一時間あればお腹いっぱい。誰の助けも借りずに自分で食べることができた。おいしく食べられればいいじゃないかと思った。養護学校の先生には手を使えと叱られたが、私の人生だから、自分の生き方は自分で決めた。かっこいいのだ。

「私の体は変わってる。ビールも酒も、ストローなしでは飲めない」

しゃべるのも硬直が強く自由にならない。うなるようにしゃべる。言葉の一つひとつが重い。

彼女はお酒が強い。お酒が入ると体の緊張が少しとれ、しゃべりやすくなる。「フォークもスプーンも使うけど、スパゲッティは箸がいい。すべて足で持つ。味噌汁はやっぱりストローだ。人はびっくりするけど、パフォーマンスじゃあるまいし、普通のことさ」。

諏訪中央病院の看護学校で、毎年、哲学の授業をしてもらっている。生きるとは何かを語ってもらう。授業は笑いがあふれる。吉本のお笑いを聞いているようにおもしろい。自分の障害を全部ギャグにしてしまう。笑わせて、笑わせて、その向こう側に命の切なさを、風ちゃんは伝えてくれる。

風ちゃんには名言が多い。

「体は不自由だけれど、不幸ではない」

「体は不自由だけれど、私は自由だ」

うーん、へこたれない人間って、かっこいい。

死のうと思ったこともあった。小さい頃、がんばってリハビリすれば、いつか病気は良くなると親から教えられてきた。ある時、学校の先生から、風ちゃんの障害はもう良くならないと聞かされた。ショックだった。

死のうと思った。家のすぐ横を私鉄が走っている。夜中、線路の脇に立ち、電車が来るのを待った。夜明けまで立ちすくみ、はっと気がついた。足が冷たい。足が冷たくなったから家に帰ろうと思った。足の冷たさで、私は今生きているんだ、とその時感じたと言う。「その私鉄、夜中は全く走らない。夜中に電車を待っていた私はバカみたい」。笑いながら自分をさらけだすことができる。すごいなあと思った。

「生きていくのが嫌になって、死にたいと思った時、頸椎の損傷で手足四本まったく動かない他の障害者に言われた。『おまえは自分で自分の命を絶てるからいいなあ』」

凪ちゃんはそれまで、自分は世界で一番不幸だと思っていた。

「ハンディはいっぱいあるけれど、自分はまだまだ恵まれている。両手は使えない。足も不自由だけれど、それでも、少しは移動できる。ちょっと誰かに応援してもらえば、旅だってできる。ストローを使えば、お酒だって飲める。日本酒か焼酎か、選ぶことだってできるんだ。その時、幸せって何かわかったような気がした」

障害があったって、病気があったって、お金がなかったって、幸せはあり得るんだ。

「生きることに疲れたと誰かが言った。私も疲れを感じる。でも負けない。ただ現実に背かずに生きるだけ。なぜ生きるのか、なんてどうでもいい。変えようのない宿命がいつも目の前に横たわっているけれど、それが与えられた人生ならば、しっかり受け入れて生きてやる」

「人間はなぜ生きるのか」とか「生きることの意味」とか……。むずかしいことはわからない。哲学的難問はちょっと横において、とにかく生きる。

あきらめちゃいけないこと

ステキな四十五歳。学生の前で、足で携帯をかけてみせたり、足でキーボードを演奏する。学生たちにとってみれば、驚きの連続である。

「人生にはあきらめなければいけないことがたくさんある。でも、あきらめちゃいけないこともあるんだ。私も普通の人と同じように、町へ出て行きたい。たまには旅もしてみたい。そのためには私はあきらめなくちゃいけないことがいくつもあった。私は一人でここに来られない。一人では階段も上れない。誰かに連れて来てもらう。

一番恥ずかしかったのは、トイレが自分でできないこと。トイレをした後、私は誰かに紙で拭いてもらう。そのことをあきらめないかぎり、私は外に出ることができなかった。悔しかったし、恥ずかしかったし、悲しかったし……。

私は、いくつものことをあきらめてきた。でも、私を必要としてくれている人のところへ行って、私は私の思いを語る。私は私の人生を生きていくことをあきらめなかった」

ぼくたちの人生は、あきらめの連続で成り立っている。どうすることもできない流れの中で、あきらめて、あきらめて生きながら、それでもあきらめられない時、大切なのはその時なのだと思う。

あるがままを認めて素直に生きればいいんだ。

「一生かけて障害者。やりがいがあるね。この役こなすのはちょっと大変だけれど、演じれば演じるほどに、奥が深くてのめりこんでしまう。こんな役、なげだしたい。とてもじゃないけれど、精神力がいる。だけどせっかくの役だから、最後までやってみる」

風ちゃんの言葉の一つひとつが重い。

多くの看護学生は、「一生忘れられない授業」だと言ってくれる。

よくばらないと楽に生きられるようになった

風ちゃんは足で筆を持ち、絵も描くようになった。ついつい調子に乗って、畳二畳ほどの大きな絵も描くようになり、絵足手紙全国巡回展をしているというからすごい。額縁にお金がかかっているので赤字です、と笑いながら話す。挫折の連続で生きてきたので、このくらいのことではへこたれないらしい。

十年ほど前から書にも興味を持ちだした。書道の先生に指導をお願いした。はじめ、断られた。「足で書く人を教えたことがない」と言う先生に「先生に足で書いて見本を見せてとは言わない」。笑ってしまった。ツッコミがきびしいのだ。ユーモアもある。先生は教えてくれるようになったという。「邁進《まいしん》」という字を書いた。足で書いたとは思えないほど美しく、雄大で風格のある字。今はこの字を書き続けているという。

「失恋もした。あの人なしでは生きられないと、ずっと思っていたけれど、不

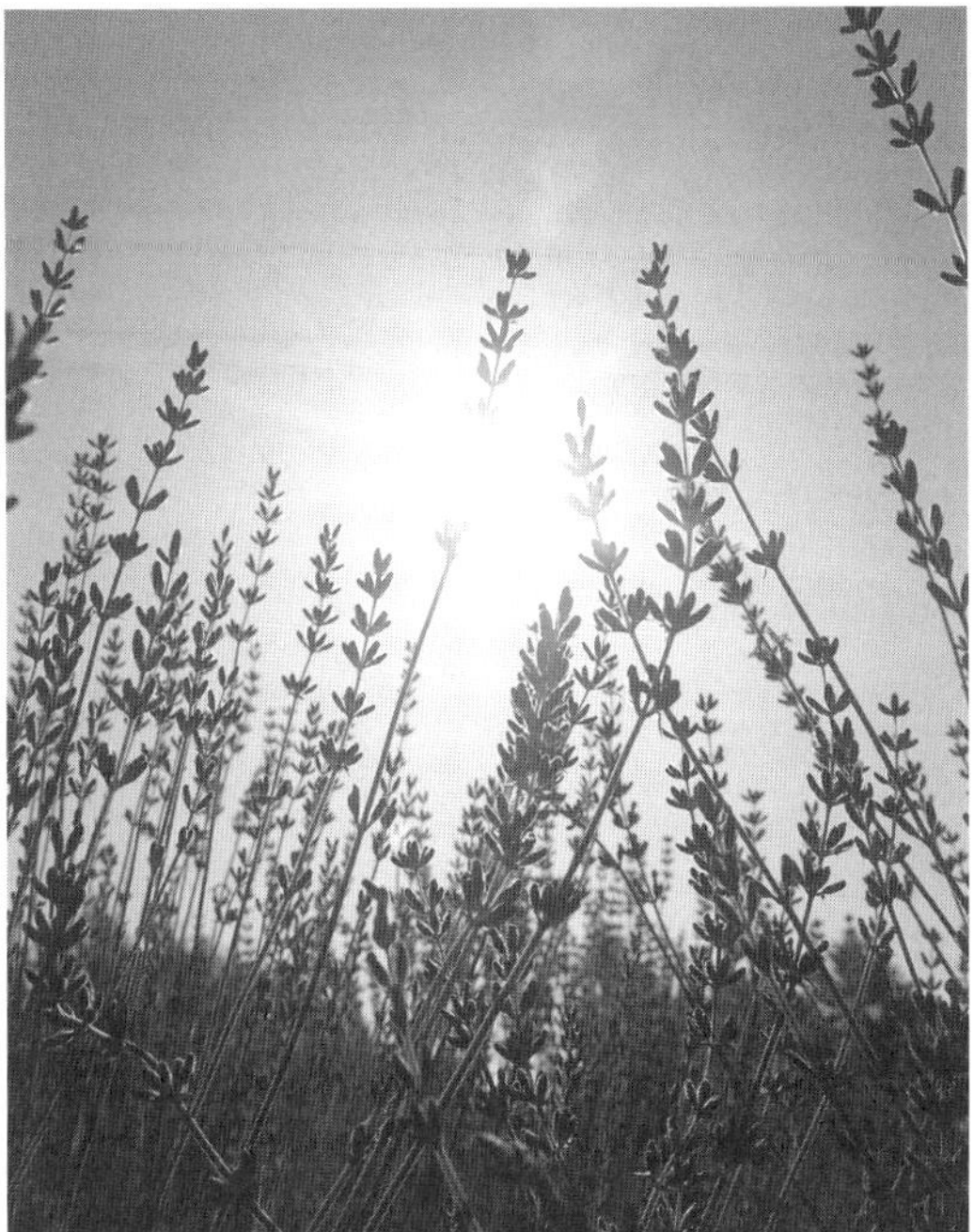

思議なことに、ちゃんと生きている」と風ちゃんは笑う。失恋もまな板に載せて料理してしまう。たくましい。

「できること、できないこと、したいこと、したくないことを、はっきりさせたら楽になった」と、哲学的なことを言う。

「せっかく生まれてきたんだから、楽しく生きなきゃ損。大切なことはゆっくりやればいいと気がついた。そしたら、だんだん自分のことが好きになれた。自分のことを大切に思えるようになったら、他人のことを大切にできるようになった」

人は一人では生きてはいけない。人と人とのつながりの中で生きる。だから、人の心をつかまえることが大切。風ちゃんは人の心をつかむ達人だった。

最後は立ち上がって、自分の詩を朗読した。脳性麻痺の特徴である筋の緊張が起きて、うまくしゃべれない。体が曲がる。しぼり出すように詩が始まった。ひと言ひと言が輝いている。上等なひとり芝居を見ているようだ。

「昨日、障害者でした。今日、障害者でした。明日、たぶん障害者でしょう」

教室中に涙があふれ出す。

風ちゃんは言い切った。

「ある小学校に行った。校長先生が私を紹介してくれた。『不幸にして障害を持った風ちゃんです』コノヤロウと思った。初対面の他人から『不幸な風ちゃん』なんて言われる筋合いはない。幸せか不幸せかは自分で決めるもの。私は手が動かなくても、足を使って、けっこう幸せに生きている」

風ちゃんがいたずら坊主のように、再びニコッと笑った。

体は不自由だけど、私は自由だ。

体は不自由だけど、私は不幸ではない。

自由も、幸せも、ちょっと視点を変えれば見えてくる。

自由も、幸せも、よくばらなければ、つかまえることができる。

自由も、幸せも、へこたれなければ、手に入れることができる。

だれでもできる。きっと。

へこたれない

「へこたれない」
ひとりごとを言ってみる
不思議なことに　力がわいてくる
「へこたれない」と言うだけで
なんだか、なんとかなるような気がしてくる

あらゆる命は　へこたれないで生きている
ウイルスも細菌も植物も動物も
へこたれないで生きている
あなたの体を支えている六〇兆個の細胞も
へこたれないで生きている

あなたもぼくも
生きにくい今という時代を
へこたれないで生きている。けっこうすごい
でも……
ぼくら人間は時々へこたれる
それが人間　それでいいんだ
へこたれる弱い自分を認めてあげる
そこから　大切なことが始まる

壁にぶつかって
オタオタしている自分が見えてくる
おそれなくていい社会の目に
勝手におそれている自分に気がつく
ぼくらはどこから来たのか　ぼくらは何者なのか

ぼくらはどこへ行くのか
解けない悩みにしばられている自分に気がつく
ついつい人と比べて　時代にそそのかされて
よくばってしまう自分に気がつく
「オタオタしない、おそれない、なやまない、よくばらない」
と口ずさんでみよう。生きるヒントが見えてくる

つらいことや悲しいことがあった時
生きるのがイヤになった時
「へこたれない」と口ずさんでみよう
あなたが気がついていない
あなたの内にある　眠っていた力がよみがえってくる
信じていい
「へこたれない」という魔法の言葉を

本書は、下記の項目を除いて、月刊誌『ＰＨＰ』の連載「へこたれない」（2006年１月号～2009年６月号）から、大幅に加筆・改稿して構成したものです。

「人生のソフトランディングを考えてみる」（『週刊朝日』2006年６月30日号）
「外見で判断してはいけない」（『週刊朝日』2005年８月５日号）
「それぞれにある幸せ弁当の思い出」（『きょうの健康』〈ＮＨＫ出版〉2009年１月号）
「いじめに負けない生き方」（『きょうの健康』〈ＮＨＫ出版〉2009年２月号）
「人と同じことをしなくてもいい」（『きょうの健康』〈ＮＨＫ出版〉2008年５月号）
「ぼくの妻は二重スパイだった」（書き下ろし）
「貧乏だったけど、あったかな生活の原点があった」（書き下ろし）

装　　幀　川上成夫
装幀写真　前田真三
本文写真　前田真三／前田 晃

〈著者略歴〉

鎌田 實（かまた　みのる）

1948年、東京生まれ。東京医科歯科大学医学部卒業。長野県の諏訪中央病院にて地域医療に携わり、「住民とともにつくる医療」を提案・実践する。1988年、諏訪中央病院院長に就任。2005年、同病院を退職。現在、名誉院長。

2001年、ベラルーシ共和国大統領より「フランチェスカ・スコーリヌイ勲章」を受章。2006年、読売国際協力賞受賞（ともに、ＪＣＦで受賞）。

主な著書に『がんばらない』『あきらめない』『なげださない』『いいかげんがいい』（以上、集英社）、『がんに負けない、あきらめないコツ』『幸せさがし』（以上、朝日新聞社）、『超ホスピタリティ』（ＰＨＰ研究所）『幸せな仕事』（ＰＨＰ研究所 直販書籍）などがある。

へこたれない

2009年６月５日　第１版第１刷発行

著　者　鎌田　實
発行者　江口克彦
発行所　ＰＨＰ研究所
東京本部　〒102-8331　千代田区三番町３番地10
文芸出版部　☎03-3239-6256（編集）
普及一部　☎03-3239-6233（販売）
京都本部　〒601-8411　京都市南区西九条北ノ内町11
PHP INTERFACE　http://www.php.co.jp/

制作協力
組　版　ＰＨＰエディターズ・グループ
印刷所
製本所　図書印刷株式会社

ISBN978-4-569-70817-1

PHPの本

超ホスピタリティ

おもてなしのこころが、あなたの人生を変える

鎌田 實 著

なぜ働くのか。働くこと、そして、生きることの意義とはなにか。医師として、また、病院経営を通して感じた、仕事観、人生観を語る。

定価一、二六〇円
(本体一、二〇〇円)
税五%